50부터 뇌가 젊어지는 습관

携書 医者が教える50代からはじめる老けない人の「脳の習慣」
KEISHO ISHAGAOSHIERU 50DAIKARAHAJIMERU FUKENAIHITONO NONOSHUKAN
Copyright ©2022 Hideki Wada
Original Japanese edition published by Discover 21, Inc., Tokyo, Japan
Korean edition published by arrangement with Discover 21, Inc., Tokyo, Japan

이 책의 한국어판 저작권은 (주)엔터스코리아를 통해 저작권자와 독점 계약한 센시오에 있습니다.
저작권법에 의하여 한국 내에서 보호를 받는 저작물이므로 무단전재와 무단복제를 금합니다.

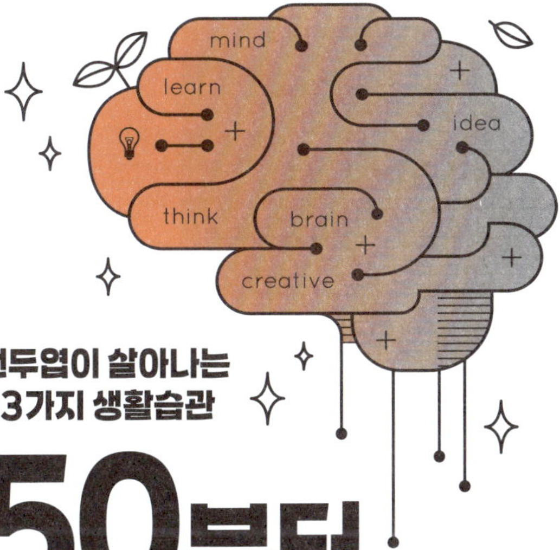

전두엽이 살아나는
63가지 생활습관

50부터 뇌가 젊어지는 습관

Brain Habits

와다 히데키 지음 | 이현주 옮김

센시오

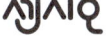

시작하는 글

나이 들수록
뇌가 젊어지는 사람들의 특징

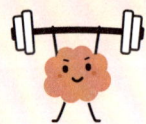

사람은 어디부터 나이가 들기 시작할까요? 50대가 가까우니 무릎 관절이 쑤시고 어깨가 결리는 것으로 보아, 몸부터 늙는 것 아닐까요? 아니면 혹시 지력이 가장 먼저 쇠퇴하는 걸까요? 돌아서면 깜빡하는 것만 봐도 그렇지요. 이제는 복잡하고 어려운 내용은 머리에 잘 안 들어오지도 않으니까요.

물론 어느 정도는 맞는 말입니다. 하지만 신체적인 기

능과 지적 능력은 우리 생각만큼 빠르게 쇠퇴하지는 않습니다. 예를 들어볼까요? 한 연구에서는, 일반적으로 고령자로 분류되는 65세 이상의 사람들을 대상으로 조사를 했습니다. 지팡이 등의 보조기구를 사용하지 않아도 보통 속도로 걸을 수 있는 사람들은 얼마나 될까요? 그 비율은 65~69세에서는 95퍼센트, 70세 이상에서도 90퍼센트가 넘습니다. 생각보다 다들 정정하지요.

일본의 한 지자체에서 고령자를 대상으로 지능 검사를 한 결과도 볼까요? 언어성 지능과 동작성 지능 등의 평균을 보면 73세까지는 모두 100을 넘었습니다.

어떠신가요? 아직 '고령자'의 영역에 이르지 않은 중년 분들은 여기까지 설명을 듣고 안심하실지도 모르겠습니다. '다행이다. 그럼 당분간 나는 치매에 걸리지 않고 건강하게 살 수 있겠구나.' 하고 말이지요.

그러나 아직 단정할 수 없습니다. 인간은 '예상치 못한 곳'에서, 생각보다 훨씬 빠른 시기부터 노화가 시작되거든요. 이곳이 노화하는 것을 그대로 내버려두면 신체도 따라서 나이 들고, 외모도 빠르게 늙기 시작합니다. 심할 경우 치매까지 시작될 수 있어 주의가 필요합니다.

이 '예상치 못한 곳'이란 바로 '감정'입니다.

감정의 노화라니, 이게 무슨 소리냐는 분도 계실 것입니다. 쉽게 설명드리자면, '마음이 젊다'고 할 때의 그 '마음'이 노화한다는 소리입니다. 이를 뇌과학적으로 말하면 '뇌의 전두엽이 노화된다'라고도 할 수 있습니다.

앞으로 자세히 말씀드리겠지만, 인간의 뇌는 몇 개의 영역으로 나뉘고 그 영역별로 각각 수행하는 기능이 정해져 있습니다. 그중에서 우리의 감정 제어, 자발성, 의욕, 창의력 등을 관장하는 것이 전두엽입니다.

이 전두엽은 뇌의 다른 영역에 비해 상당히 특이합니다. 예를 들어, 언어 이해를 관장하는 측두엽이나 계산 능력에 관여하는 두정엽은 비교적 천천히 늙습니다. 앞서 설명한 것처럼 평균 73세 정도까지 언어성 지능이나 운동성 지능을 상당히 높은 수준으로 유지할 수 있습니다. 아마도 우리가 일상에서 쉬지 않고 사용해서 그럴지도 모르겠습니다.

한편 전두엽은 굉장히 빨리 늙기 시작합니다. 개인차는 있지만 40~50대 즈음부터 위축되어, 현저하게 노화가 시작됩니다. 전두엽이 관장하는 감정의 조절 능력이나 의욕, 창의력은 신체와 뇌의 다른 기능이 아직도 건강한 중년의 초입부터 둔화된다는 이야기지요.

문제는 감정의 노화를 방치하면, 우리 몸의 다른 부분에까지 영향을 미쳐서 전반적인 노화가 촉진된다는 사실입니다. "노화는 뇌에서 시작된다", "인간은 감정부터 늙는다"라고 말하는 것이 바로 이 때문입니다. 인간은 감정의 기능이 가장 먼저 약해지고, 이에 따라 몸도 머리도 연쇄적으로 늙어간다고 할 수 있습니다. 언어성 지능과 동작성 기능은 정상적으로 유지한다고 하더라도, 이를 제외한 다른 영역에서 노화와 치매가 시작될 수도 있습니다. 그러니 뇌에서부터 온몸으로 확대되는 노화를 늦추려면 전두엽을 단련하는 것이 최선입니다.

이 책은, 50 언저리의 중년들이 최대한 오랫동안 건강한 몸과 정신을 유지하기 위해 감정을 젊게, 전두엽을 젊게 하는 다양한 방법을 설명하는 책입니다. 전두엽을 젊게 유지하는 가장 효과적인 방법은, 전두엽의 기능 자체를 평소에 100퍼센트 가동하는 것입니다. 이것은 나이보다 스무 살, 서른 살 젊은 몸과 뇌를 자랑하는 슈퍼에이저들이 실천하는 습관이기도 합니다.

오랫동안 걷지 않으면 다리의 근육과 기능이 빠르게 약해지지요. 자주 걷는 사람일수록 다리가 튼튼해져서 먼 거리도 지치지 않고 갈 수 있습니다. 전두엽도 마찬가지입니다. 일상에서 의식적으로 전두엽의 기능을 고루, 자주 사용해야 합니다.

여기서 기억해야 할 중요한 사실은 전두엽을 자극할 때 '입력 시스템'보다 '출력 시스템'이 중요하다는 것입니다. 우리 뇌에서 무언가를 기억하는 입력 시스템은 측두엽이나 두정엽의 역할입니다. 그에 비해 전두엽의 기능은 주입된 기억과 지식이나 정보를 '꺼내는' 출력 시스템과 관련됩니다.

이 '꺼내는 힘'을 의식적으로 단련하면 전두엽 전체의 기능이 활성화됩니다.

이 책에서는 전두엽이 젊어지는 '뇌 안티에이징' 방법들을 다양한 관점에서 구체적으로 소개하려 합니다. '언제까지나 젊게 살고 싶다'는, 동서고금을 불문한 인류의 보편적인 소망을 여러분이 직접 이뤄내는 데에 작으나마 도움이 되길 바랍니다.

Contents

| 시작하는 글 | 나이 들수록 뇌가 젊어지는 사람들의 특징　004
| 뇌 노화도 테스트 | 나의 '전두엽 나이'는 몇 살?　014

1장 50부터 주목해야 하는 '뇌 안티에이징'

- 가는 세월 막으려면 '뇌'에 주목하세요　022
- 50이 가까울 때 우리 뇌에 일어나는 놀라운 변화　025
- 갈수록 몸이 천근만근, 침대에서 일어나기 힘든 이유　029
- 무심코 넘기지 마세요. 남성 갱년기　032
- 뇌의 혈관이 좁아지면 사회적 입지도 좁아진다　035
- 안티에이징의 핵심, 전두엽을 젊게 유지하려면　038

◇ 뇌 지킴이 칼럼 ◇ 업무분장이 확실한 우리 뇌　040
◇ 뇌 지킴이 칼럼 ◇ '인간다움', '나다움'을 지키는 일　043

2장 이제는 뇌에 '입력'보다 '출력'이 중요한 나이

- '그 단어가 뭐였더라?' 말문이 자꾸 막힌다면　048
- 50의 침묵은 '금'이 아닌 '독'　051

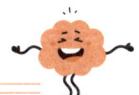

- 일기, 평범한 하루에서 의미를 건져 올리기 **054**
- '꺼내 쓰는 힘'을 키우는 SNS 활용법 **056**
- 몰랐던 세상과 연결되는 경험을 해보자 **059**
- 추억의 연쇄 작용을 일으키는 물건, 당신에겐 무엇인가요? **061**
- 어른의 '슬기로운 소비 생활' 계획하기 **063**
- 나를 위한 계획에도 데드라인이 필요해요 **066**
- 평생 학습? 나이 들어도 정말 계속 배워야 하나요? **069**
- ◇ **뇌 지킴이 칼럼** ◇ 이제는 입력 시스템보다 출력 시스템을 신경 쓸 때 **072**

3장 변화에 대응할 때 뇌가 젊어진다

- 전두엽이 가장 신날 때는 언제? **076**
- 주식과 로또를 즐기는 전두엽 **079**
- 중년의 설렘은 언제나 YES! **081**
- 단골 가게보다는 새로운 맛집을 **083**
- 플레이리스트에 새로운 가수를 영입해보자 **085**
- 위기의 순간을 맞았다면? 전두엽을 믿어보자 **087**
- 불평은 나이 든 뇌에서 새어나온다 **089**
- 다양한 옵션이 좋은 선택을 만든다 **092**
- 미래를 내다보는 전두엽 **095**
- 진짜 실험 정신은 실패를 염두에 두는 것 **098**
- ◇ **뇌 지킴이 칼럼** ◇ 나이 들어서 고생은 사서도 한다 **101**

4장 감정은 푹신하게, 생각은 뾰족하게

- 나만의 '진짜'를 찾아서 　　　　　　　　　　　106
- 타인과 나누는 온기가 주기적으로 필요해요 　　109
- 퇴직 후 순식간에 늙는 이유 　　　　　　　　　112
- 둥글게 둥글게만 살다가 나를 잃어버릴 때 　　　115
- 때로는 삐딱하게, 뾰족하게 　　　　　　　　　117
- 토론이 시작된다, 뇌 스파링을 해볼까? 　　　　120
- 뇌를 움직이는 주문, "그럼 네가 해봐" 　　　　123
- 때로는 욕망 아줌마, 욕망 아저씨가 되어 보자　 125
- 과거의 영광에 멈춰 선 사람들 　　　　　　　　128
- 울퉁불퉁 불편한 독서의 재미 　　　　　　　　130
- "요즘 애들은 말이야~"라는 말은 꿀꺽 삼키자　133
- '솔직하게 기뻐하기' 연습 　　　　　　　　　　136
- 살다가 리셋 버튼이 필요할 때 　　　　　　　　138
- 사소한 것에 집착하는 습관에서 벗어나려면 　　141
- 생각의 급발진, 이렇게 예방하세요 　　　　　　144
- "원래 그래"라는 말을 의심하기 　　　　　　　147
- 새로운 가능성을 엿보는 '그럴지도 몰라' 사고　 149
- 굳이 '화가 나는' 책을 읽는 이유 　　　　　　　152
- 내 생각에 유명인의 이름을 끌어오지 말기 　　　154
- '쓸데없는 일'의 쓸모 　　　　　　　　　　　　157
- 디지털 시대의 '전두엽 자극법' 　　　　　　　　160
- 엉뚱한 가설을 말로 뱉어보자 　　　　　　　　163

◇ 뇌 지킴이 칼럼 ◇ '혹시 치매에 걸리면 어쩌지?' 벌써부터 걱정된다면　**166**
◇ 뇌 지킴이 칼럼 ◇ 리어왕은 전두측두엽 치매가 빚어낸 비극이다?　**170**

5장 뇌가 젊어지는 생활 습관

- 변화는 마음이 아닌 행동에서 시작된다　**176**
- '기획하는 뇌'가 전두엽을 깨운다　**178**
- 배가 나와도, 주름이 생겨도, 멋은 그대로　**181**
- 뇌 건강을 위한 최고의 투자처　**184**
- 꼭 근육을 키워야만 좋은 운동일까?　**186**
- 멈춤과 쉼이 있는 산책　**189**
- 50대 이후, 고기 섭취를 정말 줄여야 할까?　**191**
- 콜레스테롤은 건강의 적? 어디까지 괜찮을까?　**194**
- 중년의 다이어트는 '덜 먹기'보다 '잘 먹기'　**197**
- 마음이 헛헛해서 찾는 '혼술' 우울증을 불러온다　**201**
- '체력이 딸려서'라는 착각　**204**
- 노안 안경을 망설이자 말자　**207**
- 웃음과 면역력의 상관관계　**210**
- 건강검진의 이상 수치, 너무 겁내지 마세요　**213**
- 건강 품평회는 이제 그만　**216**
- 잘하는 것보다 즐길 줄 아는 것이 멋진 나이　**219**

◇ 뇌 지킴이 칼럼 ◇ 완벽하게 찍은 '재미없는' 사진　**222**

뇌 노화도 테스트

나의 '전두엽 나이'는 몇 살?

※ 아래 항목을 읽고 오른쪽에 체크하세요.	YES	둘 다 아니다	NO
최근 자신이 먼저 친구들에게 놀러 가자고 제안한 적이 없다.			
성욕, 호기심 등이 많이 줄어들었다.			
실수하면 예전보다 더 상심하게 된다.			
나와 다른 의견을 쉽게 받아들이지 못한다.			
나보다 어린 사람이 말을 놓으면 화가 치밀어 오른다.			
'이 나이에 시작해봐야 늦었다'라고 자주 생각한다.			
돈을 쓰기보다는 노후를 대비해 저축해야 한다고 생각한다.			
한 가지 일이 신경 쓰이면 머릿속을 떠나지 않는다.			

최근 감동해서 눈물을 흘린 기억이 없다.			
화가 나서 부하 직원이나 가족에게 고함을 자주 지른다.			
창업은 젊은 사람이나 하는 일이라고 생각한다.			
최근 6개월간, 영화를 단 한 편도 보지 않았다.			
부부싸움을 하면 화가 쉽게 가라앉지 않는다.			
신간 서적이나 자격증 시험, 여행 등의 광고에 흥미가 생기지 않는다.			
친구가 자랑을 늘어놓으면 옛날만큼 가만히 들어주지 못한다.			
최근 한 달 동안 책을 한 권도 읽지 않았다.			
요즘 젊은 사람은 참 이해가 안 된다고 종종 생각한다.			
그날 있었던 일이 마음에 걸려서 잠을 설칠 때가 많다.			

요즘 눈물이 많아졌다.			
예전에 비해 참신한 아이디어가 떠오르지 않는다.			
패션이나 스타일 같은 건 나와 상관없는 다른 세계 일이라고 생각한다.			
마음에 드는 방법이 하나 생각나면 다른 선택지는 좀처럼 떠오르지 않는다.			
예전보다 짜증이 더 많이 난다.			
최근 몇 년 동안 여행을 할 때는 남이 세운 계획을 그냥 따라갈 뿐, 내가 나서서 계획하고 주선해본 적이 없다.			
무슨 일을 하려고 하면 엉덩이가 무거워서 자꾸 주저하게 된다.			
○ 개수			

※ **각 칸의 ○ 숫자에 각각 '3', '2', '1'을 곱하세요.**

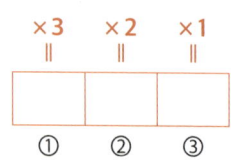

※ 아래 항목을 읽고 오른쪽에 체크하세요.	YES	둘 다 아니다	NO
'아부'라는 걸 알아도, 들으면 기분이 좋다			
"이 사람은 ~하니까"라고 사람을 단정 짓는 발언을 자주 한다.			
남에게 모르는 걸 물어보는 게 힘들다.			
효율적인 업무 처리 방법이 떠올라도 귀찮아서 제안하지 않는다.			
싫은 사람의 장점을 쉽게 인정하지 않는다. 거꾸로 좋아하는 사람의 단점도 쉽게 인정하지 않는다.			
○ 개수			

※ 각 칸의 ○ 숫자에 각각 '2', '1', '0'을 곱하세요.

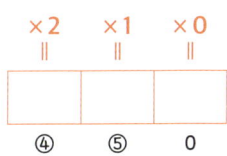

당신의 전두엽 나이는 아래와 같습니다.
① + ② + ③ + ④ + ⑤ =   세

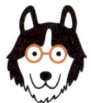

결과가 어떤가요?
나의 감정은 나보다 더 젊을 수도, 늙을 수도 있습니다.

 **불꽃 중년:** 나이는 중년이지만 감정은 아직도 청춘입니다. 당신에게 세상은 여전히 설레고 흥미로운 곳이지요. "수고했다"는 말보다 "다시 해볼까?"라는 말이 더 잘 어울리는 당신. 여전히 뜨거운 마음의 온기를 어떻게 더 오래 유지하고 나눌 수 있을지, 이 책에서 찾아보세요.

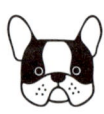 **슴슴 중년:** 당신이 나이를 먹은 만큼 뇌도, 감정도 나이가 들었습니다. 익숙한 것을 지키며, 조금은 불안한 마음으로 내일을 준비하는 당신. 아직 가지 않은 길이 많습니다. 지나온

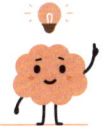

길을 자꾸 돌아보지 마세요. 인생의 중간 기착지에 선 당신에게, 이 책이 새로운 기운을 불어넣어 줄 것입니다.

 **쉼표 중년:** 몸보다 전두엽이 더 앞서가고 있네요. 당신에겐 몸이 안 따라줘서 할 수 없는 일보다도, 마음이 움직이지 않아 하지 않는 일이 훨씬 더 많습니다. 조금 일찍 쉼표를 찍은 당신의 전두엽을 반짝 깨어나게 할 습관들을, 이 책에서 하나씩 찾아서 실천해보세요.

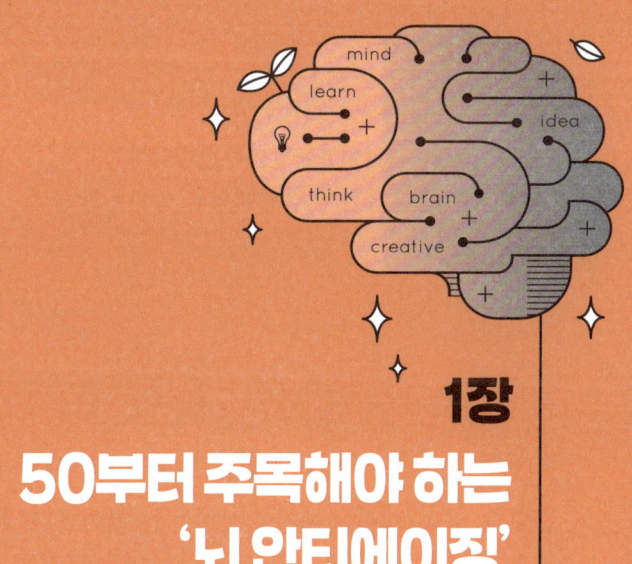

1장
50부터 주목해야 하는 '뇌 안티에이징'

가는 세월 막으려면 '뇌'에 주목하세요

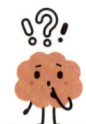

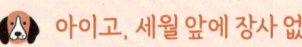 아이고, 세월 앞에 장사 없다니까.

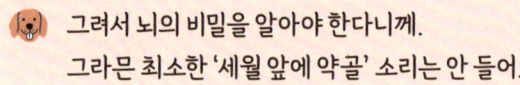 그래서 뇌의 비밀을 알아야 한다니께.
그라믄 최소한 '세월 앞에 약골' 소리는 안 들어.

50세가 넘어설 즈음이면 가장 크게 절감하는 사실이 있습니다. 바로 '체력이 예전만 못하다'는 것이죠. 20대나 30대 때만 해도 거뜬히 해내던 업무가 버겁습니다. 운동할 때는 말해 뭐할까요. 일상에서 무슨 일을 하든 젊었을 때에 비하면 체력이 바닥이라는 사실을 문득문득 깨닫습니다. 내 나이를 실감하게 되는 순간이죠.

체력뿐만이 아닙니다. 뭔가에 적극적으로 뛰어들어 진

득하게 매달리는 일이 어렵습니다. 영 의욕이 나질 않아서 머뭇거리게 되지요. 행동은 굼뜨고 집중력이 오래가질 않습니다. 이렇게 일상생활 곳곳에서 나타나는 증상을 보며 '이제 젊은 시절 다 갔구나.' 하는 사실을 뼈저리게 깨닫습니다.

이럴 때 흔히 하는 말이 "세월 앞에 장사 없네"지요. 변명 섞인 체념을 흘리며 위로 아닌 위로를 하곤 합니다. 흐르는 세월, 누가 막을 수 있겠느냐는 것이죠. 하지만 이래서는 말 그대로 하루하루 늙어가는 수밖에 없습니다. 어떤 변화도 일어나지 않아요.

여기, 중요한 사실이 있습니다. 이 세월의 여파가 '어디에서 오는지' 원인을 파악해서 늦출 수 있다는 것입니다. 노화의 영향을 최소한으로 줄일 수 있다는 소리입니다.

'세월의 여파'는 대부분 나이가 들면서 '뇌'에 생기는 문제가 원인입니다. 즉, 우리는 '뇌'부터 늙기 시작하는 셈이죠.

그렇다면 뇌의 문제란 무엇일까요?

중년 이후 우리 뇌에 무슨 일이 생기고, 그로 인해 우리 몸과 감정에 어떤 일이 벌어지는지를 알아야 합니다. 그것이 '나이 듦에 대한 초조와 공포'를 극복하는 첫걸음이 될 것입니다.

50이 가까울 때 우리 뇌에 일어나는 놀라운 변화

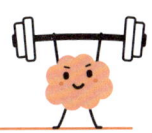

 어머, 자기 피부 트러블 생겼네.
관리 좀 받아야 되겠는데?

 언니, 나는 뇌가 더 심각해.
뇌 트러블은 어떻게 안 되나.

자, 그럼 중년 이후 우리 뇌에 어떤 일이 일어나는지 한번 알아볼까요? 노화의 불씨가 당겨져서 점점 번져나가는 장면을 들여다봅시다.

① **전두엽 위축:** 우리 뇌의 전두엽은 인간다운 '지성'을 관장하는 부분입니다. 의욕, 호기심, 창의력, 계획성 등이 모두 전두엽이 얼마나 활성화되느냐에 달려 있지요. 그런

데 전두엽의 기능은 우리 생각보다도 훨씬 더 일찍부터 떨어지기 시작합니다. 이른 사람은 40대부터 위축이 시작되는데, 이는 곧 노화의 시작을 의미합니다. 전두엽의 위축이 진행되면 감정이 잘 제어되지 않고, 평면적인 사고를 하게 됩니다.

② **세로토닌 등 뇌내 신경전달물질 감소:** 나이가 들면 '행복 호르몬'이라고 불리는 세로토닌의 분비가 감소하게 됩니다. 세로토닌은 긍정적인 기분과 행복감, 식욕, 수면에 영향을 미치는 중요한 뇌 호르몬입니다. 세로토닌이 감소하면 우울증에 걸리기 쉽고, 불안감이 상승하지요. 세로토닌 분비가 일시적으로 줄어드는 경우에도 우리는 의욕이 저하되고 짜증이 일어나는 등 마음의 불균형을 겪게 됩니다.

③ **뇌혈관 동맥경화:** 뇌혈관은 매우 좁아서 혈관 벽에 기름때가 끼는 동맥경화가 진행되면 내부가 서서히 막히기

쉽습니다. 이렇게 되면 뇌로 가는 혈류가 감소하여 뇌의 기능도 저하되지요. 대표적인 증상으로 무기력하고 매사에 의욕이 없는 모습을 보이게 됩니다.

④ **남성호르몬의 감소:** 여성에게도 남성호르몬이 분비된다는 사실을 아나요? 분비량은 남성의 10분의 1~20분의 1 정도로 적지만, 여성에게도 분명 남성호르몬이 존재합니다. 대뇌의 시상하부에서 남성호르몬을 분비하라고 지시를 내리면 뇌하수체가 자극됩니다. 이것이 남성의 경우에는 주로 정소와 부신, 여성의 경우에는 난소와 부신에 작용하여 남성호르몬이 분비되지요.

문제는 나이가 들면서 정소와 난소, 부신 기능이 떨어진다는 것인데요, 이때부터는 사령탑이 아무리 분발해도 남성호르몬이 감소하게 됩니다. 남성호르몬은 우리 몸에서 중요한 역할을 합니다. 뇌에 직접 작용하여 의욕을 고취하고, 판단력과 기억력을 향상시키는 기능을 담당합니다. 그래서 남성호르몬 수치가 낮아지면 집중력과 적극성이 눈에 띄게 떨어지고, 판단력과 기억력도 저하됩니다. 우울감도 높아지지요.

갈수록 몸이 천근만근, 침대에서 일어나기 힘든 이유

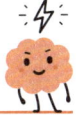

 그래서, 약속 펑크 낸 이유가 뭔데?

 시냅스 갸들이 영 협조를 안 해주는 걸 워쩌.

'집에만 있고 싶다.'
'할 일이 있는데 좀처럼 의욕이 나지 않는다.'
'두뇌 회전이 둔해진 것 같다.'

나이가 들수록 이런 기분이 드는 것을 자연스럽게 여길지도 모릅니다. 하지만 50을 바라보는 시점에, 전과 같지 않게 이런 변화가 두드러진다면 우울증을 의심해볼 필요가 있습니다. 중장년층이 우울증에 쉽게 걸리는 큰 이유는 뇌내 신경전달물질 중 하나인 '세로토닌'이 부족하기 때문입니다.

우리 뇌의 신경세포들은 시냅스라는 연결부위를 통해서 정보를 주고받습니다. 시냅스들은 일정한 간격을 두고 떨어져 있고, 한쪽 신경세포의 정보를 신경전달물질을 통해서 다른 쪽 신경세포로 전달하지요. 행복과 안정에 영향을 미치는 세로토닌도 이런 신경전달물질 중 하나입니다.

만약 서로 떨어져 있는 시냅스들이 세로토닌을 제대로 주고받지 못하면 어떻게 될까요? 이 세로토닌은 원래 방출된 곳으로 흡수됩니다. 혹은 세로토닌 자체가 원래보다 적게 방출된다면요? 세로토닌 수치가 떨어지겠지요. 이런 경우에 우리는 기분이 가라앉고 우울해지는 것입니다.

선택적 세로토닌 재흡수 억제제, 흔히 SSRI라고 불리는 항우울제는 이름 그대로 세로토닌이 원래 방출된 곳으로 다시 흡수되는 것을 억제하는 약입니다. 원래 방출된 세로토닌의 양이 적으면 효과도 약해지겠지요. SSRI 계열 항우울제들은 비교적 부작용이 적다고는 하지만, 사람에 따라서는 불면증이나 위장장애 등의 부작용이 나타나기도 합니다.

우울증의 강력한 방아쇠가 되는 세로토닌 부족. 우울증을 예방하려면 무엇보다 세로토닌이 줄어들지 않도록 하는 것이 중요합니다.

세로토닌 수치를 높이는 생활 습관
➡ 184쪽, 189쪽, 191쪽, 201쪽, 219쪽으로

무심코 넘기지 마세요. 남성 갱년기

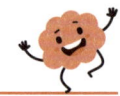

> 🐶 팔다리는 가늘고 배만 나오는 게…
> 자네 혹시 남성 갱년기?
>
> 🐶 아유, 난 열 살 때부터 쭉~ 이랬어.

창의력이 넘치고 어떤 일에든 전투적으로 뛰어들던 남자들이 중년이 되고 나면 크게 한풀 꺾이는 모습을 보이곤 합니다. 이때는 우울증 외에도 '남성 갱년기'를 의심해볼 수 있습니다. 후천성 성선기능저하증, 줄여서 LOH 증후군이라고도 하지요. "남자도 갱년기가 다 있어?"라고 하실지 모릅니다. 그러나 갱년기는 여성의 전유물이 아닙니다.

인체에는 생명 유지에 반드시 필요한 호르몬이 약 70

종류나 존재합니다. 극소량이지만 이 다양한 호르몬들은 우리 몸 각 기관들이 제대로 작동하도록 하고 면역 기능과 대사 기능 등을 제어합니다. 그런데 40~50세를 경계로 이 호르몬들의 분비량이 감소합니다.

여성은 여성호르몬이, 남성은 남성호르몬이 급격히 줄어들면서 체내 호르몬 균형이 무너지지요. 안면홍조, 발한, 현기증, 두통, 이명 등 다양한 신체 증상이 나타나고 그 밖에도 무기력, 집중력과 기억력 저하, 짜증, 불안감, 울화통 같은 정신적·심리적 증상이 나타납니다. 남성들은 특히 성기능에 이상이 생기거나, 근육량이 감소하고 내장 지방이 증가하는 증상을 보입니다.

이렇게 자각 증상은 분명히 있는데 막상 검사해보면 원인을 알 수 없는, 컨디션 저조가 쭉 이어지는 현상을 '갱년기 장애'라고 부릅니다. 실제로 우울증으로 진단받은 사람 중에는 알고 보면 갱년기 장애인 경우도 적지 않습니다.

여성의 경우는 '완경(폐경)'을 동반하기 때문에 갱년기를 비교적 쉽게 알 수 있습니다. 하지만 남성의 경우는 뚜렷한 기준이 없는 데다가, 특정 시기에 급격히 진행되는 것이 아니라 서서히 진행되기 때문에 자연스러운 노화 현상으로 오해하기 쉽습니다. 그래서 남성 갱년기의 증상이 무엇인지, 몸과 감정에 어떤 영향을 미치는지를 알아두고 미리 대비할 필요가 있습니다.

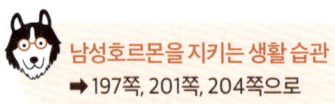

남성호르몬을 지키는 생활 습관
➡ 197쪽, 201쪽, 204쪽으로

뇌의 혈관이 좁아지면
사회적 입지도 좁아진다

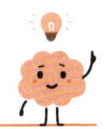

 조금만 더 가면 산 정상이야. 힘 내자고.

 헉헉, 자넨 어째 이렇게 팔팔한겨?
뇌혈관이 고속도로마냥 뻥 뚫렸는가배.

동맥경화는 뇌경색과 심근경색 등, 생명이 위험할 수도 있는 중대한 질환입니다. 뇌 이외의 부위에 동맥경화가 생긴 경우는, 주된 통로의 역할을 대신하기 위해 '곁순환 collateral circulation'이라고 하는 주변 혈류로가 생겨서 어느 정도까지는 혈류를 확보합니다.

그러나 뇌혈관은 매우 가늘고 하나하나가 뇌의 작은 부위에 혈액을 공급하고 있기 때문에 주변 혈류로가 잘

형성되지 않습니다. 그래서 동맥경화가 생길 경우 혈류 공급이 부족해지는 것을 피할 수 없고, 뇌 기능에 여러 가지 문제가 나타납니다.

뇌 동맥경화가 발생할 때 나타나는 가장 큰 변화는 자발성이 떨어진다는 것입니다. 예전에는 활발하게 움직이고 말도 많던 사람이, 어느 순간부터 아무것도 하지 않으려 하고, 종일 멍하니 앉아만 있기도 합니다. 그래서 가까운 사람들은 치매로 오인하는 경우도 있지요. 본인은 잘 실감하지 못하지만, 곁에서 보기에는 사람이 갑자기 달라진 것처럼 보이니까요.

그렇게까지 심하지는 않더라도, 직장에서 동기부여가 전혀 되지 않아 수동적인 모습으로 일관하는 경우도 있습니다. 위에서 시킨 일이 아니면 먼저 나서서 업무를 진행하지 않는 거지요. 일터에서 위치가 위태로워지는 것은 물론이고, 사회생활 전반적으로 곤란에 처하기 십상입니다.

50세가 넘어 '그냥 의욕이 없다', '만사가 귀찮다'라고 느낀다면 '뇌의 동맥경화' 경고등이 켜진 것일지도 모릅니다. 몸이 알려주는 신호를 놓치지 말고 신속히 대처해야 합니다.

 깨끗한 뇌혈관을 만드는 생활 습관
➡ 197쪽, 201쪽, 213쪽으로

안티에이징의 핵심,
전두엽을 젊게 유지하려면

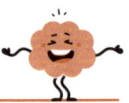

 어머나, 머리 스타일 바꾸니까 10년은 젊어 보인다.

 그러게. 건조했던 전두엽이 다 촉촉해지는 기분이야.

'마음이 젊은 사람은 얼굴도 몸도 생기가 넘친다.'
아마도 많은 분들이 이 말에 공감할 텐데요, 여기서 '마음'이란 뭘 말하는 걸까요? '마음'이라는 단어는 '기분'으로 바꿔 쓸 수 있습니다. 또는 '감정'이라고 해도 좋지요. 기분이나 감정이 긍정적이고 안정적이면 자연스레 의욕이 넘치고 사고가 민첩해지며, 창의력이 되살아납니다.

　우리의 감정, 의욕, 사고, 창의력을 관장하는 것이 바로 뇌의 '전두엽'입니다. 한 사람이 어떤 감정 상태에 있는지, 얼마나 의욕이 넘치고, 창의력을 얼마나 발휘하는지를 보면 그 사람의 전두엽 상태를 가늠할 수 있다는 이야기죠. 이것은 거꾸로 말할 수도 있습니다. 나의 의욕과 감정, 사고력, 창의력을 얼마나 젊게 유지하는가, 어떻게 제어하는가에 따라 전두엽의 위축과 노화를 늦출 수 있습니다.

전두엽이 늙지 않는 습관은 의외로 간단히 실천할 수 있습니다. 일상 속의 생활 습관, 당연하다고 생각했던 나의 기호나 성향, 사고방식을 아주 조금만 바꾸어도 큰 효과를 볼 수 있습니다.

그 자세한 방법에 대해서는 다음 장부터 차근차근 설명하려 합니다. 우리 몸에서 '안티에이징'의 가장 중요한 열쇠를 쥐고 있는 '전두엽'. 이 전두엽의 노화를 막는 다양한 비결을 소개합니다. 당장 실천하기 쉬운 것부터 하나씩 시도해보시길 바랍니다.

· 뇌지킴이 칼럼 ·
업무분장이 확실한 우리 뇌

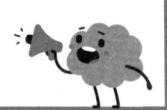

인간의 뇌는 좌우의 반구로 나뉩니다. 우측 반구는 몸의 좌반신, 좌측 반구는 우반신의 운동이나 감각을 제어하지요. 대뇌 반구는 위치와 기능에 따라 다시 4개의 영역으로 분류됩니다. 각각을 전두엽, 측두엽, 두정엽, 후두엽이라 합니다. 이들 영역은 다음과 같이 다양한 기능을 분담하여 관장하고 있습니다.

(1) 전두엽
 ① 전두극: 자발성, 의욕, 기분 전환의 스위치
 ② 운동 전야: 창의력, 의욕, 감정 제어

(2) 측두엽 측두 연합야: 언어 이해, 형태 인지

(3) 두정엽 두정 연합야: 계산 기능, 공간 등의 인지 및 구성

(4) 후두엽 시각령: 시각 정보의 이해

이렇게 각 영역에서 저마다 역할을 맡아 기능하기 때문에, 어떤 영역에 문제가 일어나느냐에 따라 영향을 받는 기능이나 양상도 달라집니다.

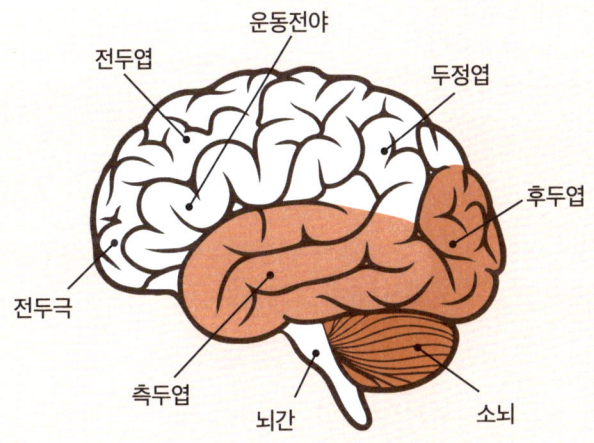

예를 들어 시각 정보를 관장하는 후두엽에 문제가 생기면 어떻게 될까요? 이 영역에 뇌종양과 뇌경색 등의 심각한 질병이 발생할 수도 있고, 부상을 입거나 노화가 진행될 수도 있죠. 이때는 시야가 점점 좁아지고, 누가 내 시

야를 부분적으로 가리는 듯한 '시야 협착'이 나타나게 됩니다. 뭔가가 보이기는 하지만 그게 정확히 무엇인지 분간할 수 없는 증상이 생깁니다.

계산이나 공간 인식을 관장하는 두정엽에 문제가 생기면요? 퍼즐을 맞추거나 계산을 하지 못하겠지요. 길을 잘 잃어버리기도 합니다.

또한 똑같은 실어증이라도 전두엽이 문제일 경우에는, 상대방의 이야기는 이해하지만 자신이 하고 싶은 말을 똑바로 하지 못하고 발음이 부정확해지는 양상이 나타납니다. 이를 '운동성 실어증'이라고 하지요. 측두엽에 문제가 생긴 경우에는 반대의 상황이 벌어집니다. 자신이 하고 싶은 말은 할 수 있지만 상대방의 이야기를 이해하지 못하게 되지요. 이를 '감각성 실어증'이라고 합니다.

> · 뇌 지킴이 칼럼 ·
'인간다움', '나다움'을 지키는 일

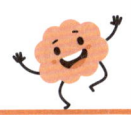

인간의 뇌는 나이와 함께 위축됩니다. 뇌의 위축이 바로 뇌의 노화를 의미하지요. 그렇지만 바싹 마른 스펀지처럼 뇌 전체가 단번에 쪼그라들지는 않습니다. 뇌에서 가장 빨리 위축하는, 즉 가장 빨리 늙기 시작하는 곳은 전두엽입니다. 전두엽의 신경세포 감소가 가속화되는 노화 현상은 우리 생각보다도 훨씬 빠른 40~50대 정도부터 시작됩니다.

'고령자'와는 거리가 한참 먼, 아직 한창 일할 나이대에 노화가 시작된다니, 처음 듣는 분은 충격을 받으실 겁니다. 그렇다면 전두엽이 노화되면 어떤 증상이 생길까요?

전두엽의 주요 기능은
① 의욕과 감정 제어

② 사고 전환

③ 창의력

이렇게 세 가지입니다.

따라서 전두엽이 노화되면 다음과 같은 증상이 나타납니다.

① 자발성이나 의욕이 저하된다. 무감해진다.
② 어떤 감정이나 생각에서 다른 감정, 생각으로 전환하기 힘들어진다.
③ 새로운 발상이나 창의력을 발휘하기 어려워진다.

구체적으로 예를 들어볼까요? 감정을 제어할 수 없어서 벌컥 화를 내고, 감정이 제대로 전환되지 않아서 한번 화가 나면 아주 오래갑니다. 또한 자발성이나 의욕이 감퇴하기 때문에 만사가 귀찮거나 손가락 하나 까딱하기도 싫어집니다. 창의력은 갈수록 떨어져서 평면적인 사고를 하고, 새로운 아이디어를 떠올리지 못합니다.

    증상이 상당히 다양하고, 또 삶의 질과 밀접하게 연관되는 것을 볼 수 있습니다. 그래서 전두엽의 기능을 '인간다움의 원천'이라고 하지요. 전두엽이 조금씩 노화해도 먹고 자고 생활하는 데 큰 불편을 끼치지는 않아서 그럭저럭 살아갈 수는 있습니다. 하지만 '나다움'을 점차 잃어가게 되지요. 실제로 주변 사람들은 '사람이 전 같지 않고 변했다'라고 느끼지만, 정작 본인은 증상을 깨닫지 못하는 경우가 많습니다.

    MRI 등을 찍어보면 전두엽이 노화하여 위축되는 양상을 눈으로 확인할 수 있습니다. 하지만 스스로 자각하기란 쉽지 않다는 것이, 전두엽 노화의 슬프고도 무서운 점입니다.

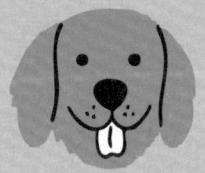

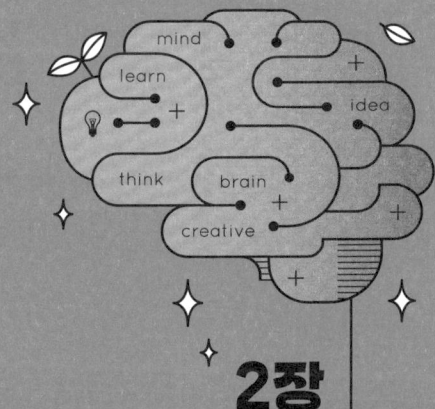

2장

이제는 뇌에 '입력'보다 '출력'이 중요한 나이

'그 단어가 뭐였더라?' 말문이 자꾸 막힌다면

> 🐶 그 노래 제목이 뭐더라? 그 머리 이렇게 긴 가수가 부르는….
>
> 🐶 머리 긴 가수가 한둘이여, 이 양반아.
>
> 🐶 에잇, 스마트폰에 물어봐야지. 세리야, '그거' 검색해줘!
>
> 📱 …?

"아… 그걸 뭐라고 하더라? 그거 있잖아."

나이 탓일까요, 사람이나 물건의 이름이 도무지 생각나지 않는 순간이 있습니다. 그럴 때 편리하게 사용하는 것이 '이거', '그거', '저거'와 같은 지시대명사입니다.

"그거 어디 뒀어?"

"아, 그건 저기 한번 열어봐."

특히 가족끼리 집에서 대화할 때는 이렇게만 말해도 찰떡같이 알아듣지요.

나이 들수록 대화 속에 지시대명사가 난무하는 것은 어쩔 수 없는 일입니다. 하지만 그렇다고 너무 안일하게 '그거', '저거', '이거'에 의지하는 것은 문제가 있습니다. 뭔가를 떠올리고 생각해내려는 노력 자체를 게을리하는 것은 뇌의 '아웃풋' 기능을 꺼버리는 일이거든요. 우리 뇌의 기능은 사용하지 않으면 녹이 습니다. 특히 중장년 이후에는요. 그러니 내가 하루 종일 지시대명사를 얼마나 많이 사용하는지 점검해보세요. 그리고 가능하면 정확한 단어로 바꿔 표현하려는 노력을 한 번씩만이라도 해보는 겁니다.

또 한 가지 생각해볼 것은, '이거', '그거', '저거'만으로도 일상에서 대화가 충분히 성립된다면 내가 너무 편안한 관계에 안주하고 있는 것일지도 모른다는 점입니다. 서로

눈빛만 봐도 통하는 허물없는 관계는 물론 소중하지만, 이런 관계에서는 전두엽을 사용할 기회가 적습니다.

    조금 어색할지 몰라도 낯선 장소, 새로운 모임이나 사람들 속으로 다가설 필요가 있습니다. 그럴 때 노화의 가속 페달을 멈추고, 무뎌진 전두엽을 새롭게 자극할 기회를 만날 수 있습니다.

50의 침묵은 '금'이 아닌 '독'

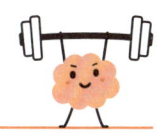

> 🐶 부장님, 혹시 이 '야근짤' 보셨어요?
> 이거 요즘 '밈'으로도 유행이에요.
>
> 🐶 짤? 밈? 그게 뭔가? 야근하다 '짤린다'는 소린가?
>
> 🐶 하하, 부장님. 엠지하신데요?

'침묵은 금'이라는 격언이 있지만, 50부터는 너무 적은 말수도 독이 됩니다. 나이 들수록 말수가 줄어드는 이유는 뇌의 기능이 떨어지는 것과도 관련이 있습니다.

일단 인덱스 역할을 하는 뇌의 검색 기능이 저하되고, 기억이 흐릿하거나 잘 생각나지 않기 때문에 내가 하는 말에 확신이 서지 않습니다. 혹시 말실수라도 할까 봐 주저하게 되지요. 혹은 요즘 화제가 되는 주제나 유행하는 것들을 잘 몰라서 대화를 따라가기 힘들다고 느낄 수도 있습니다. 이런 이유로 말수가 줄어들면 노화가 가속됩니다.

뇌의 출력 시스템을 단련하는 손쉬운 방법 중 하나는, 누군가와 대화를 하는 것입니다. '말수를 늘려보라'고 조언하면 "그게 맘대로 되지 않는다"고 답하는 분들이 많습니다. 그럴 때 도움이 되는 것이 '잘 모르는데 알려줄래?' 하는 마음가짐입니다. 솔직하게 이야기하고 상대방의 설명에 열심히 귀 기울여보세요. 중간중간 묻고, 호응하고, 내 생각을 얹어보기도 합니다.

자기 분야에서 나름대로 경험을 쌓고 실적을 낸 사람들일수록 질문하는 것을 겁내지 않습니다. '경영의 신'이라 불린 마쓰시타 고노스케는 만년에도 자신이 알지 못하는 것이 있으면 가만히 있지 않았습니다. 아무리 기초적인 질문이라도 손자뻘 되는 기술자나 연구자에게 묻고 답을 구했다고 하지요.

'이제 와서 이런 걸 어떻게 남한테 물어봐.'

이런 자존심은 시원하게 내려놓으세요. '모르면 물어보면 되지'라고 단순하게 생각합시다. 말을 걸고 생각을 나누는 일을 너무 조심스러워하지 마세요. 마음의 벽을 허물 때마다 뇌의 출력 시스템이 단단해진다는 사실을 기억하세요.

일기, 평범한 하루에서 의미를 건져 올리기

> 🐶 '오늘의 일기. 저녁으로 곤드레밥을 먹고 뀐 방귀의 냄새가 너무 특별…'
>
> 🐶 일기에 당췌 무슨 내용을 적는 거여?

어릴 때 방학 숙제로 일기를 써본 기억, 다들 있지요? 일기를 매일 쓴다는 건 어릴 때도 쉽지 않았을 것입니다. 가족 여행을 가거나 친구와 재밌게 놀았다거나, 어떤 특별한 사건이 있는 날이라면 몰라도 평범하게 보낸 날이라면 '오늘은 또 뭘 써야 하나.' 하고 한참 고민을 했을 거예요.

하물며 어른이 된 지금은 말할 나위도 없지요. 아침부터 저녁까지 다람쥐 쳇바퀴 도는 일상을 살다 보면 '일기를 쓴다'는 것이 좀처럼 쉽지 않아 보입니다. 그러나 뇌의 '출력 시스템'을 단련하기에는 그런 평범한 날이 더 좋습니다. 특별한 이벤트도 없고 기억에 남을 만한 사건도 없는 지극히 평범한 하루일수록 이야기를 꺼내고 만들기 위해 뇌를 열심히 가동하게 되니까요.

오늘 누구와 만나서 무슨 이야기를 했지? 점심 메뉴 중에서 특별히 맛있었던 건? 출퇴근할 때나 산책하다가 뭘 발견했더라?

그런 '아무것도 아닌 일'들 중에서 나름의 의미가 있는 특별한 일상의 조각들을 건져 올려보세요. '별일 없는 하루'에서 '뭔가 있는 하루'로 충분히 바뀔 수 있습니다.

일기라고 해서 긴 문장으로 페이지를 가득 채울 필요는 없습니다. 단 몇 줄이라도 괜찮습니다. 일기는 적어 '넣는' 것이 아니라 적어 '내는' 것임을 기억하세요. 평범한 삶에서 의미를 끌어내는 이런 습관이 뇌가 젊어지게 만드는 훈련이라고 생각한다면 작심삼일로 그치지 않게 될 것입니다.

'꺼내 쓰는 힘'을 키우는 SNS 활용법

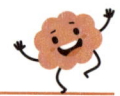

> 필명 '곤드레 박'? 작가로 데뷔하는겨?
> 응, 들어봐. '그것은 평범한 향기가 아니었다. 일상을 가르는 신호탄, 소리 없는 아우성.'

일기보다 한발 더 나아가서 블로그나 페이스북 같은 SNS 매체를 활용할 수도 있습니다. 일기는 혼자 간직하는 것이라서 나만 알아볼 수 있으면 됩니다. 하지만 블로그나 페이스북은 불특정 다수에게 공개되는 만큼 타인도 이해할 수 있는 글쓰기가 필요합니다. 그렇지 않으면 나의 개인적인 이야기나 감상을 공개하는 의미가 없겠지요. 따라서 단어를 선택하거나 표현을 고를 때 일기보다 훨씬 더 신경을 쓰게 됩니다. 자연히 '꺼내어 쓰는 힘', 즉 표현력을 기르는 훈련이 됩니다.

사람들은 대부분 일상에서 '생각하는 글쓰기'를 할 기회가 많지 않습니다. 업무 관련 일정을 수첩에 기록한다든가, 회의 후에 요점을 노트에 정리한다든가, 전화 내용을 메모하는 일 등은 어디까지나 적어 '넣는' 작업입니다. 나의 생각이나 감상을 써 '내는' 작업과는 엄연히 다르지요.

기획안을 작성하려면 그래도 생각이 필요하지 않느냐고요? 굳이 말하자면, 정형화된 양식에 맞춰 필요한 내용들을 골라서 적어 '넣는' 일에 가깝다고 할 수 있습니다. 순수하게 '생각하는 글쓰기'와는 차이가 있습니다.

뇌 속의 여기저기에 흩어진 기억, 감정, 지식, 정보들을 끌어내서 타인도 공감하고 이해할 수 있도록 써내는 일을 한번 해보세요. 처음에는 막막하고 시간도 많이 걸릴지 모릅니다. 하지만 반복하다 보면 전두엽의 녹슨 부분에 윤활유가 주입되어 부드럽게 작동하게 됩니다. 어느 순간부터는 글감이 자연스럽게 떠오르고, 머릿속에 이야기가 펼쳐지며, 누군가에게 내 목소리를 전달하는 기쁨을 느끼게 될 거예요. 이런 경험이 뇌의 나이를 젊게 만듭니다.

몰랐던 세상과
연결되는 경험을 해보자

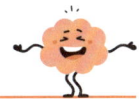

🐶 뭐여! 그 시에 '좋아요'가 이리 많이 달린겨?
세상 모르겄네.

🐶 댓글 좀 봐. '나를 뚫고 나온 존재의 증명이랄까요.
감동적인 시에 저절로 눈물이 흘렀습니다.'

🐶 꿈보다 해몽들이 아주 난리가 났구먼.

블로그나 페이스북 같은 SNS 활동의 또 한 가지 효용이 있습니다. 바로 뜻밖의 네트워크를 형성할 수 있다는 점입니다.

내가 쓴 글에 공감하는 사람, 유익한 정보 덕분에 고마웠다는 사람, 때로는 "제 생각은 이런데요." 하며 다른 의견을 제기하는 사람…. 이렇게 얼굴도 모르는 사람들에게서 다양한 반응이 오곤 합니다. 내가 SNS에 글을 올리지 않았다면 알 수조차 없던 사람들과 연결되고 그 연결고리가 뻗어나가는 경험을 하게 되는 것이죠.

그 과정에서 지금껏 전혀 몰랐던 새로운 정보나 지식을 얻기도 하고, 다양한 사람들의 저마다 다른 사고에서 자극을 받기도 합니다. 덕분에 놀라운 깨달음을 얻거나, 어쩌면 내면 깊이 잠들어 있던 재능이나 가능성에 눈을 뜰지도 모릅니다.

우리 뇌는 타인과의 네트워크에서 큰 쾌감을 얻고 더욱 활성화됩니다. 그 반대의 이야기도 성립되지요. 타인과의 교류를 점차 줄이고 대화할 기회를 차단하며, 익숙한 좁은 울타리 안에서만 맴돈다면 뇌는 쪼그라들어 점점 위축됩니다.

그러니 소셜 네트워크라는 수단을 적극적으로 활용해보세요. 작지만 무한한 세계 속에 뇌와 심신을 활성화하는 힘이 있습니다.

추억의 연쇄 작용을 일으키는 물건, 당신에겐 무엇인가요?

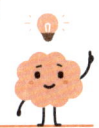

 이야~ 이 CD 플레이어 좀 봐.
우리 연애할 때 같이 듣던 거잖아.

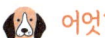 여보? 우리는 MP3였지. 나랑 잠깐 얘기 좀 해.

 어엇?

사소한 일이라도 생각을 떠올리려고 시도할 때 뇌의 출력 시스템이 단련된다고 앞서 설명했지요. 그런데 기억이나 추억은 억지로 끄집어내려 하지 않아도 어떤 계기를 건드릴 때 줄줄이 소환되는 경우가 있습니다. 그런 추억의 연쇄 작용을 일으킬 수 있는 물건을 찾아보면 뇌의 노화를 막는 데 도움이 됩니다.

'지도'를 예로 들어볼까요? 오래된 지도책을 넘기다 보면 젊었을 때 여행한 시골, 바닷가, 예전에 가족과 함께 갔던 관광지, 그곳에서 겪은 다양한 추억이 주마등처럼 지나갑니다.

혹시 '추억의 영어 단어장'을 간직하고 계신 분 있나요? 사전이나 단어장을 펼치면, 그 단어장으로 열심히 공부하던 학창 시절이 떠오르지요.

도감이나 카탈로그도 좋습니다. 한때 열심히 읽어서 외다시피 하던 곤충 도감, 젊은 시절에 끼고 살던 오토바이 카탈로그는 어떨까요? 그 시절 열광했던 곤충이나 오토바이뿐만 아니라, 순수하던 무렵의 추억까지도 되살아납니다.

그렇게 따뜻한 추억에 다시 잠겨보는 일은 뇌에 기분 좋은 흥분을 불러옵니다. 이것이 뇌의 활성화를 다시 촉진하지요. '일석이조'의 시너지 효과가 바로 이런 것 아닐까요.

어른의 '슬기로운 소비 생활' 계획하기

- 어이, 이번 달 생활비 반으로 줄인다고 안 혔어? 근디 이 비싼 안마의자를 산겨?
- 차 놔두고 지하철 타다가 근육이 뭉쳤어. 돈이 안 새는 대신 체력이 새더라고….

지금의 중장년은 근검절약을 미덕으로 삼는 분위기에서 자란 세대입니다. 그래서인지 저축을 선으로 여기고, 소비는 되도록 하지 말아야 한다고 여기는 사람들이 많습니다. 물론 한창 일할 때는 내 집 장만을 하고 자녀 교육비를 대느라 허리띠를 바짝 졸라매야 할 때도 있지요.

그런데 돈은 '쓸 때는 쓰는' 것이 오히려 절약의 길이기도 합니다. 긴축 재정을 너무 오래 유지하다 보면 '펑펑

쓰는 것도 아닌데, 이 정도는 괜찮겠지.' 하면서 쓸데없는 데에 찔끔찔끔 돈을 계속 쓰게 되곤 합니다. 그렇게 낭비한 돈을 모으면 그것도 상당하거든요.

 돈을 저축하는 것은 '입력'이라 할 수 있습니다. 사용하는 것은 '출력'입니다. 모든 일에는 입력만이 아니라 출력도 필요한 법이지요. 지식이나 정보도 쌓아두기만 하고 꺼내서 사용하지 않으면 무용지물인 것처럼요. 돈도 저축만 할 게 아니라 적절히 꺼내고, 사용할 줄 알아야 합니다.
 지식이나 정보가 있는데도 잘 사용하지 못하는 것은 왜일까요? 표현력이나 창의성이 부족하기 때문입니다. 돈도 마찬가지입니다. 돈을 쓰는 방법을 보면 사람마다 표현력과 창의성이 여실히 드러납니다.
 이왕 똑같은 액수의 돈을 쓸 거라면, 마음이 행복해지도록 즐겁게 소비하는 것이 최고의 지출입니다. 그렇다면 어디에, 얼마나 돈을 사용하면 될까요? '돈을 사용하는 법'은 진지하게 생각해볼 주제입니다. 이 문제를 해결하기 위해서는 전두엽이 나서야 하지요.

  자, 슬기로운 '어른의 소비 생활'을 계획해봅시다. 사치와 낭비는 물론 피해야 하지만 짠돌이, 짠순이가 되어서도 안 됩니다. 지갑 사정이나 앞날에 대한 계획이 저마다 다르니 이 부분도 섬세하게 고려해야지요. 예산을 세워 알뜰하게 소비하되, 충분히 만족감이 드는 똑똑한 지출 방법을 생각할 때 전두엽이 열심히 일하게 됩니다. 이것은 분석과 계획, 상상력이 모두 동원되는 매우 창의적인 행위거든요. 만약 전두엽을 풀가동해서 도출한 결과가 자신과 가족 모두를 만족시킨다면, 그것이 전두엽에는 가장 큰 상이 될 것입니다. 점점 더 의욕이 생기고 뇌를 젊게 유지하게 되지요.

  지금까지 돈 쓰는 일에 은근히 죄책감을 가졌다면, 이제부터는 적극적으로 기쁘게 고민해봅시다.

나를 위한 계획에도
데드라인이 필요해요

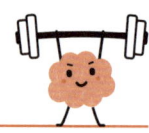

> 🐶 개인적으로 중요한 계획을 발표할 테니까 잘 들어. 이번 주말에는 연속 12시간 수면에 기필코 도전한다.
>
> 🐶 그게 중대 발표까지 할 일이여?

"다음 주 수요일 오전까지 기획안 작성해서 공유하겠습니다."

직장에서는 내가 뱉은 말을 어떻게든 지키려고 노력합니다. 내가 해야 할 일, 하겠다고 한 일을 이행하지 않을 때는 신뢰를 잃게 되니까요. 그래서 업무상 약속을 꼭 지키는 것은 사회생활의 기본입니다.

그럼 이런 경우는 어떤가요?

"주 2회 수영 다시 시작할 거야."
"내가 좋아하는 작가 사진전에 꼭 갈 거야."
"10년째 책장에 꽂혀 있는 책, 완독해야지."
"소식 뜸한 친구에게 연락 한번 해야겠어."

나의 개인적인 일일 때는 사정이 달라집니다. '지금 당장 급한 것도 아닌데, 나중에 여유 될 때 천천히 하지, 뭐.' 하면서 자꾸만 뒤로 미루거나, 최악의 경우에는 영영 내팽개치는 경우도 흔합니다.

그러나 머릿속으로 아무리 여러 가지 계획을 세우고 아이디어를 떠올린들, 이를 출력하지 않는다면 무슨 소용이 있을까요? 일단은 사람들 앞에서 '말'로 뱉는 것이 중요합니다. 그래야 '행동'으로 옮기기도 쉬워지니까요. 이렇게 얘기하면 '역시 쓸데없는 말은 하지 않는 게 상책이야'라고 생각하는 분들이 꼭 있습니다. 참으로 '산 너머 산'이라 하겠습니다. 뇌의 노화, 치매로 가는 급행열차를 타게 된다는 말씀을 드려야겠네요.

뇌의 젊음을 유지하려면 생각을 말로, 말을 행동으로 옮기는 것까지 한 세트로 만들어야 합니다. 아예 처음부터 '실천하기 위해서 말한다'라고 단단히 마음을 먹고, 지인들 앞에서 "무슨 일이 있어도 '언제언제'까지는 꼭 '뭐뭐'를 할 거야"라고 선언해버리세요.

이렇게 나의 계획과 아이디어를 실천하기로 마음먹고 나면, 그 구체적인 방법을 필사적으로 궁리하게 됩니다. 이 과정에서 뇌가 젊어지는 것은 물론입니다.

평생 학습? 나이 들어도 정말 계속 배워야 하나요?

🐕 숏폼 콘텐츠 제작하기? 뭘 또 자꾸만 배우라는겨. 나는 그냥 입만 열면 콘텐츠여~

🐺 엄청난 재능이 느껴집니다. 혹시 유튜버 해보실 생각 없나요?

문화센터나 공공기관에서 개설한 강좌를 보면 '평생 학습'이라는 슬로건을 내걸고 원생을 모집합니다. 그런데 '나이가 몇 살이든, 언제까지나 공부가 필요하다'는 이야기가 정말 맞을까요? 물론 필요에 따라서 새로운 것을 배워야 할 때가 있지요. 그것은 중요한 일입니다. 하지만 특별한 목적 없이 계속하여 지식을 채워넣는 것은 다른 문제입니다.

젊은 시절보다 기억력과 정보를 습득하는 능력은 현저히 떨어졌는데, 사용하지 않을 지식을 채워넣기만 해서는 뇌의 용량이 가득 차게 됩니다. 기억도 오래가지 않지요. 마치 이미 가득 찬 서랍에 물건을 욱여넣는 것과 같달까요? 그렇지 않아도 우리는 지금까지 많은 것을 '인풋'하며 살아왔습니다. 그러니 이제는 '아웃풋'에 에너지를 쏟는 편이 바람직합니다.

그런 이유로 언어학자 도야마 시게히코는 이렇게 말했습니다.

"어른이 되어도 공부를 하는 게 좋다. 하지만 나이 들어 도서관에만 있으면 늙기만 한다."

'책을 읽어도 돌아서면 잊어버린다'라고 입버릇처럼 말하는 중년에는, 글자를 읽는 입력 위주의 공부는 그만두고, 그럴 시간에 지금까지 얻은 지식과 정보를 구사하는 새로운 방법을 고민할 것을 권합니다. 수신보다는 발신을 하라는 소리입니다.

앞서 소개했던 일기, SNS, 소소한 개인적 계획, 모두 좋습니다. 아웃풋이 전제라면 '평생 학습'도 괜찮지요. 중장년 이후의 '학습'은 입력 대비 출력의 비율을 얼마나 높일 수 있는가가 핵심입니다.

뇌 지킴이 칼럼

이제는 입력 시스템보다 출력 시스템을 신경 쓸 때

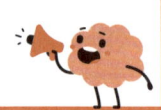

기억력에는 두 가지 종류가 있습니다. 사물을 외우는 힘, 즉 '인풋하는 힘'뿐만이 아니라 사물을 떠올리고 끌어내는 힘, 즉 '아웃풋하는 힘'이 있습니다. 뇌 어딘가에 보관해둔 기억을 끌어내는 힘, 인덱스 역할을 담당하는 것이 전두엽입니다. 전두엽이 위축되고 노화되면 당연히 그 기능도 쇠퇴해서 기억이 쉽게 떠오르지 않게 되지요.

무서운 것은, 전두엽의 이 기능이 쇠퇴하기 시작하면 뇌의 전반적인 기능이 떨어지는 악순환이 가속화된다는 사실입니다. 뇌의 검색 기능이 저하되면 대화할 때 화제가 쉽게 떠오르지 않기 때문에 유창하던 달변가도 나이가 들수록 말수가 줄어듭니다. 어느 순간 바깥과 접촉하는 시간이 짧아지고 대화의 질은 한층 더 낮아집니다. '이거', '저거', '그거' 같은 지시대명사만으로 대화를 나누다

보면 전두엽의 검색 기능은 더 녹이 슬고, 사람들과의 대화는 더 힘들어지지요. 결국 전두엽의 노화가 빠르게 진행되는 악순환이 일어나게 됩니다.

사실 나이가 들 때 우리는 주로 뇌의 인풋 기능만을 걱정합니다. '기억력이 왜 이렇게 나빠졌지?' 하다가 '혹시 치매 아니야?' 하는 걱정까지 앞세우곤 하지요. 하지만 노화의 관점에서 더 심각하게 고민해야 하는 것은 뇌의 아웃풋 기능입니다. 다시 말해, 말수가 현저히 줄었다면 그야말로 고민해야 할 문제입니다.

책을 읽어도 머릿속에 들어오지 않고, 기억이 오래가지 않는 등 뇌의 입력 시스템이 삐걱거리는 것은 얼마든지 보완할 방법이 있습니다. 실상 무언가를 기억하는 것은 매우 강한 의지에 따른 행위입니다. '반드시 기억해야 한다'라고 되새기면서 기억을 강화하는 것이 가능합니다. 또한 내가 좋아하는 일이라면, 나이와 상관없이 얼마든 열중할 수 있고 기억도 더 잘하게 마련입니다.

한편 기억의 아웃풋, 출력 시스템의 경우는 전두엽밖에 의지할 데가 없습니다. 그러니 뇌의 출력 시스템을 단련하는 훈련을 꾸준히 해야 합니다. 특별한 훈련이 따로 있는 것이 아닙니다. 뇌 곳곳에 흩어진 정보들을 더 적극적으로 찾고 활용할 수 있도록 일상 속의 습관을 하나씩 고쳐보거나, 사물을 바라보는 방식을 바꾸는 것만으로도 뇌가 늙는 속도를 늦출 수 있습니다.

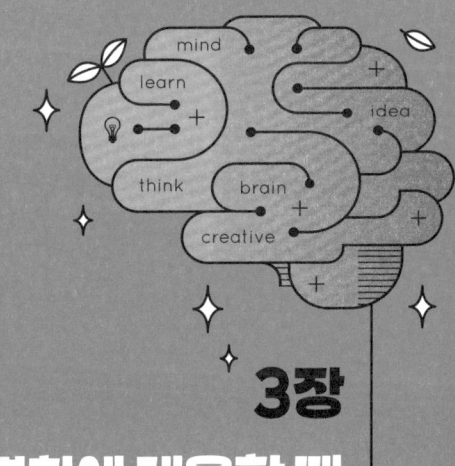

3장
변화에 대응할 때 뇌가 젊어진다

전두엽이 가장
신날 때는 언제?

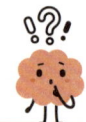

> 🐕 가슴 설레는, 뜻밖의 일 같은 거 없나?
> 🐶 어? 건조기에서 왜 핸드폰이 나오지?
> 당신 혹시 빨래할 때 안 빼 놨어?
> 🐕 오랜만에 가슴이 뛰네.

'예기치 못한 상황'은 보통 달갑지 않은 상황입니다. 예기치 못한 사태로 인해 고대하던 공연이나 경기가 취소되기도 하고, 도로가 통제되기도 하지요. 그래서 사람들은 미처 예상하지 못한 상황과 맞닥뜨리기를 꺼립니다.

그러나 전두엽에게 있어서만큼은 예상치 못한 일이라면 '두 손 들고 환영'입니다. 자신이 멋지게 등장할 이런 순간만을 기다리며, 전두엽은 미리 만반의 준비를 마치고 있었거든요.

단순 작업이나 숫자만 조작하면 되는 일, 결과를 정확히 예측할 수 있는 업무에서는 전두엽이 거의 움직이지 않습니다. 이런 작업은 언어의 기억이나 이해를 관장하는 측두엽과 숫자를 처리하는 두정엽의 기능만으로 충분합니다.

만약 이렇게 예측 가능성이 높고 정형적인 업무에 종사하는데, 하루 일과마저 의외성이 전혀 없다면 어떨까요? 매일 똑같은 시간에 일어나 출근하고, 어제와 비슷한 업무를 처리하고, 퇴근 후 집에 돌아와서는 소파에 파묻혀 텔레비전만 보다 잠드는 거지요. 이렇게 되면 전두엽이 등장할 기회가 사라집니다. 전두엽의 기능이 빠르게 쇠퇴하기 시작하고, 이윽고 뇌 전체에 미치는 자극마저 사라져 꼼짝없이 '노화'의 길을 달리게 됩니다.

물론 자연재해나 교통사고처럼 나쁜 일이 생기면 안 되겠지만, '좋은 의미'의 예상치 못한 사건, 무슨 일이 벌어질지 기대되는 상황은 만날 가치가 있습니다. 잔잔한 수면에 돌 한 개를 던지면 파문이 퍼져나가지요. 잔잔하게 반복되는 우리 일상에도 이따금 작은 돌을 던져볼 일입니다. 내가 만든 파문이 다른 누군가가 만든 파문과 만나 기분 좋은 우연을 이룰지도 모르지요.

주식과 로또를 즐기는 전두엽

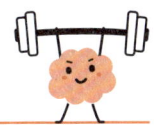

- 🐶 로또 번호 찍는 데 무슨 고민을 그렇게 해?
- 🐕 가만 있어봐. 나 지금 고도의 지적 활동을 하고 있어. 우리 딸 생일을 넣을까, 결혼기념일을 넣을까?
- 🐶 그건 고도의 '감' 아니야?

주식이나 코인에 빠져들어서 걷잡을 수 없이 큰 손해를 보는 사람들이 있습니다. 잃으면 곤란한 큰 액수를 덜컥 투자하고 운에만 맡기는 것은 물론 안 될 일입니다. 하지만 '여기까지라면 손해 봐도 괜찮다'라는 한계 지점을 설정하고 그 범위 내에서 안전하게 투자하는 것은 재테크 측면에서는 물론이고 전두엽 입장에서도 상당히 유익합니다.

'앞이 보이지 않는 일'은 전두엽을 무엇보다 크게 자극하기 때문이지요. 전두엽이 아주 좋아하는 '예상치 못한 일'이 주식시장에서는 일상다반사라고 할 정도로 자주 일어납니다. 게다가 제대로 투자를 하기 위해서는 세상의 흐름이나 경기 동향을 주시하고 시시각각 변하는 차트를 좇아야 합니다. '지금이다.' 하는 타이밍에 '사자'와 '팔자'를 판단하려면 전두엽을 풀가동해야 합니다.

로또 한 장을 살 때도 마찬가지입니다. 단순히 '감'만으로 번호를 고르면 전두엽이 관여할 여지가 적습니다. 하지만 과거 당첨 번호를 통계적으로 분석해본다거나, 패턴을 추적하거나 확률을 계산해서 전략적으로 번호를 선택한다면 지적인 사고 과정을 거치게 됩니다.

중장년이 되면 위험도가 높은 주식에 손대기보다 정기예금이나 저축성 보험처럼 원금이 보장되는 금융 상품으로 재산을 꾸준히 불려나가는 편이 좋다고들 생각합니다. 하지만 그런 고정관념을 버릴 때 우리 뇌에도, 통장 잔고에도 의외의 변화가 일어날 수 있습니다.

중년의 설렘은 언제나 YES!

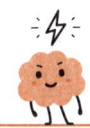

- 🐱 엄마, 볶음밥이 왜 사람 얼굴 모양이야?
- 🐶 엄마 '최애' 영운이 얼굴이야. 경건한 마음으로 먹어.

나이가 들면 연애 세포도 시들어가기 마련이지요. 하지만 중년의 나이에도 얼마든 로맨스 감정을 누릴 수 있습니다. 좋아하는 가수나 연예인을 즐겁게 '덕질'할 수도 있고, 드라마를 보면서 눈시울을 촉촉이 적실 수도 있지요. 소설 속 주인공의 절절한 대사 한마디에 종일 가슴이 먹먹해지기도 하고요. 이때의 행복한 감정으로 인해 뇌에서 쾌감을 자극하는 신경전달물질의 분비가 증가하고,

전두엽이 활성화됩니다.

    가슴이 두근거리는 것만으로도 마음이 밝아지고 뇌가 젊어진다는 사실을 기억하세요. 혼자만의 설렘도 괜찮습니다. 새로 산 원피스를 입고 거울 앞에 서보는 건 어떨까요? SNS에서 누군가의 댓글을 보며 잠시 들뜬 기분을 만끽해보아도 좋습니다. 나이가 들수록 인간의 뇌는 '설렘'이 필요합니다. 이 설렘이 당신을 더 건강하고 매력적인 사람으로 보이도록 도와줄 것입니다.

단골 가게보다는
새로운 맛집을

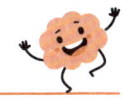

- 🐶 여보, 그냥 순댓국 시킨다?
- 🐕 잠깐! 순댓국으로는 도저히 내 영혼이 깨어날 것 같지 않아.
- 🐶 그럼, 어떻게, 영혼 좀 흔들어 줘?
- 🐕 …순댓국 특으로 갈게.

경제적인 여유가 없는 젊은 시절에는 밥집을 찾을 때 '가성비가 얼마나 좋은가'를 중요한 기준으로 삼습니다. 그러다가 어느 정도 여유가 생기면 적당한 가격에, 내 입맛에 잘 맞는 음식을 보장해주는 '안심할 수 있는 가게'를 찾게 됩니다.

한두 번 드나드는 사이에 어느새 단골이 되고 가게 주

인이나 점원과도 안면을 트게 되지요. 특별히 메뉴를 고민하지 않아도 되고, 가격이나 맛도 충분히 예상 가능하며, 잘 아는 주인이 음료수 한 잔이라도 서비스로 내주는 가게. '여기만 한 데가 없지.' 싶어서 새로운 가게는 굳이 도전하지 않게 됩니다.

그런데 뇌의 기능 측면에서 보자면, 이는 노화가 일어나기 딱 좋은 특유의 '정체된' 상태라 할 수 있습니다. 마음 편히 들를 수 있는 단골 가게가 있다는 것은 결코 나쁘지 않습니다. 그러나 가끔은 과감하게 새로운 가게에도 발길을 돌려보는 게 어떨까요.

물론 처음 가본 음식점이 비싸기만 하고, 맛은 영 시원치 않아서 실망하게 될 수도 있습니다. 하지만 인생에서 밥 한 끼, 실패하면 또 어떤가요. 몇 번의 실패 끝에 새로운 인생 맛집을 발견할지도 모르지요.

낯선 가게 문을 열 때, 꼭꼭 닫혀 있던 우리 뇌의 문도 활짝 열립니다. 새로운 맛은 혀뿐만이 아니라 뇌의 호기심을 만족시킨다는 사실을 기억하세요.

플레이리스트에
새로운 가수를 영입해보자

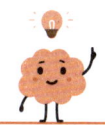

🐶 캬~ 언제 들어도 좋네. 지금의 나를 만든 건 이 노래라고 할 수 있지.

🐶 이젠 새로 만들 때도 된 것 같은데.

한때는 우리도 좋아하는 가수의 새 앨범을 손꼽아 기다리곤 했었죠. 발매 당일에는 레코드가게 앞에 길게 줄을 섰던 분들도 아마 있을 겁니다. 혹시, 지금도 그 가수의 대표곡을 모은 '베스트 앨범'을 듣고 있진 않나요? 가수도, 나도 나이를 먹었는데 노래만큼은 수십 년 동안 그대로네요.

예전에는 신곡을 기막히게 불러서 '노래방의 여왕'으

로 불렸던 분들, 여전하신가요? 혹시 지금은 18번 애창곡만 두세 곡 부르고 마이크를 넘기지는 않나요. 부를 노래가 없는 것이 아니지요. 이제는 부르고 싶은 노래가 없을 뿐입니다.

이런 모습은 모두 뇌의 노화에서 오는 행동입니다. 전두엽은 한 번도 본 적 없는 것, 듣지 못했던 것에 민감하게 반응합니다. 새로운 것을 보거나 듣는 행동이 뇌를 활성화시키고 젊음을 유지하게 만듭니다.

나의 플레이리스트에 신곡을 하나둘 추가해봅시다. 노래방에 가면 한 번도 불러본 적 없는 곡에 과감히 도전도 해보고요. 영화를 고를 때는 명작, 고전 영화를 반복 재생할 게 아니라 영화관에 직접 가서 신작을 한번씩 관람하는 게 어떨까요. 익숙함이 주는 편안함보다 새로움이 주는 활력을 찾을 때입니다.

위기의 순간을 맞았다면? 전두엽을 믿어보자

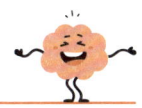

- 뭘 또 샀어? 게임용 VR 헤드세엣? 70만워언?
- 이게 다 당신하고 더 많은 시간을 보내려고 산 거야. 낚시나 등산을 VR로 대신하면 시간이 얼마나 많이 남겠어?
- 뭐… 또 어디로 갈 수 있는데?
- '고맙다, 전두엽아. 네가 날 살렸다.'

'융통성 없는 사람은 유연한 사람보다 치매에 걸리기 쉽다.'

이것은 의학적으로 증명된 사실입니다. 앞서 설명한 대로 두정엽과 측두엽은 단순 반복 작업을, 전두엽은 예상치 못한 일을 각각 분담하고 있지요. 사고방식이 유연하고 임기응변을 잘하는 사람은 전두엽이 단련되어 있어 활발하게 기능합니다. 바꿔 말하면, 변화가 많고 다양한 자극이 있는 생활을 할 때 뇌가 나이 먹는 것을 막을 수 있다는 소리이기도 하지요.

그러니 갑자기 들이닥친 문제로 골머리를 앓을 때도 '왜 이렇게 되는 일이 없어?'라며 낙심만 할 일은 아닙니다. 지금 나의 전두엽이 활기를 띠고 열심히 일하고 있다고 생각하면 위안이 되지 않을까요? 문제를 회피하거나 묻어두려 하지 말고, 적극적으로 대응해서 해결하려는 마음가짐이 중요합니다. 전두엽을 단련할 좋은 기회라고 생각하고, 기꺼이 마주하는 겁니다.

삶에 찾아오는 문제나 변화를 피할 수는 없지요. 어떻게 바라보느냐에 따라, 우리 뇌는 의욕적으로 최선의 해결책을 찾아낼 것입니다.

불평은 나이 든 뇌에서 새어나온다

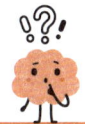

- 여보, 반찬이 콩자반이랑 감자볶음이… 다네?
- 응, 왜?
- 혹시 지금 보릿고개는 아니지? 아, 아니, 저속노화 식단 제대로라고.
- 밥 먹고 나면 설거지도 저속으로 꼼꼼하게 부탁해~

나이가 들면 불평불만이 나도 모르게 늘어납니다. 여행을 가서도 "사람에 치여서 피곤하다. 볼 거 하나도 없다", 선물을 받아도 "비싸기만 한 걸 왜 샀냐." 하는 분들이 있습니다. 주변 사람들까지 불편하고 피곤해지지요. 그런데 이렇게 불평이 많아지는 것 역시 전두엽의 노화 현상이라는 사실을 아나요?

전두엽이 노화되면 문제 대응 능력이 떨어집니다. 불편하거나 낯선 상황을 맞으면 바로 대응하지 못하고, 그렇다고 그 상황을 있는 그대로 수용하지도 못합니다. 이런 딜레마가 '불평'이라는 형태로 나타나는 것이죠.

하지만 아무리 불평을 늘어놓아 봤자 상황은 달라지지 않습니다. 입으로 불평을 뱉기 전에 '이 상황을 조금 다르게 바라볼 순 없을까?' 하고 생각을 전환해보세요. 눈에 잘 띄지 않던 긍정적이고 즐거운 요소들이 분명 있을 것입니다.

여행지에 사람들이 너무 많다면 '이렇게까지 붐빈다는 건 너도나도 오고 싶을 만큼 좋은 곳이라는 뜻이네. 나도 그중에 한 사람이라는 거잖아?'라고 생각하면 어떨까요? 가족이 별 필요 없는 물건을 바가지까지 써가면서 선물했다면, 그 선물을 고르기까지 나를 생각하고 떠올렸다는 사실에 초점을 맞출 수 있지요.

만약 뭔가를 정말로 바꾸거나 고쳐야만 하는 상황이라면, 해결하면 그만입니다. 약간의 창의력으로 똑같은 상황을 훨씬 더 좋게 만들 수 있습니다. 그것이 뇌도 살리고, 나의 관계도 살리는 길이랍니다.

다양한 옵션이
좋은 선택을 만든다

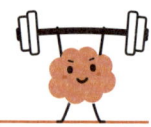

> 어떤 헤어스타일을 원하세요?
>
> 🐶 오늘은 최대한 많은 선택지를 두려고요. 댄디컷? 울프컷?
>
> 선택지는 많은데 모발이 적어서….
>
> 🐶 네… 정수리가 허락하는 한에서 최선을 다해주세요.

살다 보면 '이쪽이냐, 저쪽이냐.' 하는 질문에 답해야 하는 순간이 자주 찾아옵니다. 직장에서 의사결정을 할 때나 시험 문제를 풀 때만 그런 것이 아닙니다. 뭐가 좋은지, 그래서 뭘 선택할 것인지, 어떻게 할 것인지 하는 갈림길 앞에 수시로 서게 되지요.

이럴 때 사회는 종종 하나의 답만을 요구합니다.

'빨리 결정해야지, 어정쩡하면 안 돼.'

'그 나이에 아직도 고민이야?'

하지만 어떤 선택이 '정답'인지 알 수 있는 경우는 거의 없습니다. 대부분은 나름의 이유와 사정이 있는 불완전한 선택들일 뿐입니다. 그보다 중요한 건, 그 선택에 이르기까지 충분한 옵션을 고려했느냐, 그리고 그중에서 스스로 납득할 만한 결정을 내렸느냐입니다.

선택지는 많을수록 좋습니다. 많다고 해서 꼭 헷갈리는 것도 아닙니다. 오히려 다양한 경로를 둘러본 끝에 내린 결정이 더 힘이 있지요. 결국에는 하나의 길을 가게 될지라도, 그 길로 들어서기 전에 살펴본 수많은 갈래들은 '내가 왜 이 길을 가는지'를 납득하게 해주는 힌트들입니다. 그러니 양자택일의 선택을 당장 내리려 하지 말고, 최대한 많은 경로를 고려해보세요.

어느 출판사에서는 책 한 권의 제목을 정할 때 영업부, 편집부의 직원들 각자가 제목을 30개씩 의무적으로 제출한다고 합니다. 이렇게 많은 선택지를 만들기 위해서는 자신의 지식과 정보, 견해만으로는 부족합니다. 평소와는 다른 입장에 서보고, 다른 시각으로 바라보려는 발상이 필요하지요. 이런 발상법이 '다른 가능성'을 떠올리고 변화에 대응하는 힘을 길러줍니다.

미래를 내다보는 전두엽

🐶 작년 여름에는 별로 안 더워서 견딜 만했지?

🐶 미래를 내다봐야지. 기후온난화도 심한데, 이참에 최신 시스템에어컨으로 싹 바꿔야한다고 전두엽이 그러네.

🐶 당신 전두엽이 전기세는 안 내다보나 봐.

전두엽의 역할 중 하나는, 과거를 기반으로 미래를 설계하는 것입니다. 두정엽이나 측두엽 등 다른 영역에 쌓인 '과거의 경험'을 종합적으로 판단하여 앞으로 어떻게 행동할지 설계하는 것이죠.

사실 과거의 경험을 복습하는 것은 많은 동물들의 공통된 특징입니다. 인간과 동물이 다른 점은, 전두엽이 과거를 돌아볼 뿐 아니라 미래를 예측하고 전망해서 판단한다는 사실입니다. "지금까지 이렇게 했으니까 앞으로도 계속 이렇게 하자"가 아니라 "지금까지 이랬으니 앞으로는 이렇게 될 것이다, 그러니 이렇게 하는 것이 좋겠다"라는 사고방식이지요.

전두엽의 기능이 활발할수록 미래가 어떻게 될 것인지 뚜렷한 '가설'을 세울 수 있고, 하나의 선택을 했을 때 결과가 어떻게 될지 생생하게 '시뮬레이션'할 수 있습니다. 이처럼 미래의 구체적 상황을 그려보고 대비하는 능력은 전두엽의 고유 영역입니다.

물론 우리가 지금까지 겪어온 과거의 경험은 분명 미래를 설계하는 든든한 토대가 됩니다. 하지만 지금처럼 변화의 속도가 빠르고 복잡한 시대에는 "지난번에 이랬으니까, 논리적으로 이렇게 되는 게 맞지." 하는 사고방식만으로는 변화의 속도를 따라잡고 제대로 대응하기가 점점 더 어려워지고 있습니다.

이제는 과거의 경험으로 쌓은 토대 위에서 '새로운 무

언가'를 지어 올릴 수 있는 능력이 필요합니다. 어떤 상황에서든 '과거에 어떻게 했는가'보다 '앞으로 어떻게 할 것인가'를 의식적으로 떠올려보세요. 미래를 내다보는 전두엽의 능력이 더 날카로워질 것입니다.

진짜 실험 정신은
실패를 염두에 두는 것

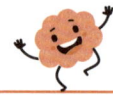

> 🐕 아빠, 이번에는 인형뽑기 꼭 성공해야 돼!
>
> 🐶 딸아, 원래 모든 도전은 실패의 가능성을 포함하는 거야.
>
> 🐕 근데 벌써 3만 원 날렸어. 엄마가 화낼 가능성을 생각해.

'호기심'이라는 단어는 어린아이와 잘 어울리지요. 그 나이 때 세상은 내가 모르는 것, 처음 접하는 것 투성이니까요. 나이를 먹고 살아낸 시간과 거쳐온 경험이 많을수록 호기심은 사그라듭니다. 혹여 호기심이 잠깐 들었다가도 '에이, 이 나이에 새삼스럽게 뭘….' 하고 말지요.

하지만 중년의 나이에 꼭 필요한 것이 바로 호기심과

실험 정신입니다. 자전거 정비도 좋고, 베이킹도 좋습니다. 과감한 패션 스타일에 도전하는 것도 괜찮지요. 무언가에 약간의 흥미가 생겼다면, 실험 정신을 가지고 바로 실천해보세요. 귀찮아서 아무것도 실험하지 않으면 전두엽은 그만큼 늙고 맙니다.

여기서 '실험'이란 학교 과학실에서 하는, 결과가 정해진 실험과는 다릅니다. 진짜 실험은 결과를 모르는 상태에서 하는 것이고, 실패할 가능성까지 끌어안는 것입니다. 다시 말해, 실패할 가능성이 없다면 진정한 의미의 실험이라 할 수 없습니다.

실패를 두려워하지 말고 자신의 호기심이 시키는 대로 과감하게 나서는 것이 바로 실험 정신입니다. '이거 괜찮을까?'라는 걱정보다 '일단 해보자'는 마음이 필요합니다. 결과가 좋으면 다행이고, 실패해도 큰 손해는 아닙니다. 그런 실험 정신이 전두엽을 자극하고 활발히 기능하게 합니다. 예측할 수 있는 '실패'보다도 특히 '예상치 못한' 실패를 전두엽은 크게 환영하지요. "자, 이제 어떻게 할까?"라고 해결 방법을 고안하느라 전두엽에 반짝반짝 불이 들어올 겁니다.

그러니 호기심을 무시하지 마세요. 예상 밖의 실패를 겁내지도 맙시다. 적극적인 실패나 실수가 우리 뇌를 활기찬 실험실로 만듭니다.

· 뇌 지킴이 칼럼 ·
나이 들어서 고생은 사서도 한다

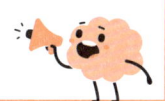

중년의 어느 날, 기억력이 많이 떨어졌다는 것을 실감하는 순간에 사람들은 비로소 '아, 나도 이제 늙는구나.' 합니다. 그런데 이것은 사실 착각입니다. 기억력, 즉 기억의 인풋과 축적에 관련된 역할은 뇌의 측두엽이 맡습니다. 측두엽은 전두엽에 비하면 노화가 비교적 늦게 시작되는 영역이지요. 바꿔 말하면, 기억력이 저하되기 시작했다면 전두엽은 이미 한참 전부터 노화가 시작되었다는 의미입니다.

우리가 흔히 하는 착각이 또 하나 있습니다. '나이가 들수록 경험이 쌓이고 원숙해져서 사물을 더 다양한 시각으로 바라볼 수 있다'는 생각입니다. 50이 가까워 측두엽은 아직 건재하지만 전두엽은 슬슬 노화가 일어나는 시기, 이때 흔히 나타나는 특징이 바로 '과거 답습형' 사고입니다. "예전에 했던 것처럼 똑같이만 하면 문제는 없다"라고 안위하는 것이죠.

이는 전두엽이 '미래형 사고'를 멈추었기 때문에 나타나는 사고방식입니다. 그러니, 젊었을 때보다 시야가 확장되고 다각도로 사고하기는커녕, 오래전 과거의 사례만 맴돌고 창의력이 전혀 없는 루틴에 빠지게 되지요.

착각의 예를 또 하나 들어볼까요? 나이가 들면 업무상 실수는 많이 줄어듭니다. 이것은 미래를 예측하고 대비하는 선구안이 생겨서일까요? 물론 그런 경우도 있지만, 그저 익숙한 업무를 반복하다 보니 단순 실수를 하지 않게 된 것일 수도 있습니다.

이렇게 슬픈 착각을 하게 되는 원인은 오로지 '전두엽 노화' 때문입니다. 뇌가 늙으면 마음 편한 것을 선호하게 됩니다. 따라서 모든 일을 자기 좋을 대로 해석하고, 고생이나 무리한 일은 피하게 되지요.

그러나 100세 시대에 40대나 50대는 아직도 한창입니다. 언제 이렇게 나이가 들었는지 한탄하며 가만히 있어서는 안 되겠지요. 자꾸만 과거로 돌아가고, 안전장치를 찾으려는 인력을 거슬러야 합니다. 조금 귀찮아도, 까다로워도, 힘들어도 한번 해보는 겁니다. 하던 대로만 하지 말고, '안 하던 짓'도 한번씩 해봅시다.

'젊어서 고생은 사서도 한다'라고 하는데, 뇌 건강으로 따지자면 '나이 들어서 고생은 사서도 한다'가 더 적절한 표현입니다.

중년의 기본 자세, 따라해보세요.
짝다리를 짚고,
고개는 살짝 삐딱하게~

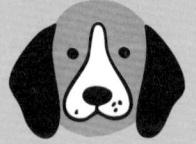

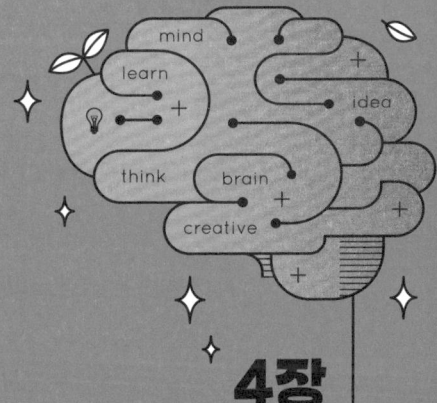

4장
감정은 푹신하게, 생각은 뾰족하게

나만의 '진짜'를 찾아서

> 🐶 콜롬비아산, 케냐산, 에티오피아산…. 시음해보니 어때?
>
> 🦘 오… 내 인생 원두가 뭔지… 드디어 알았어.
>
> 🐶 느낌이 오는 게 있어?
>
> 🦘 역시 나는 커피믹스! 하나 타줘 봐. 지금 입안이 시금털털해.

'텔레비전은 바보상자'라는 부모님 잔소리, 어릴 때 다들 들어보셨을 겁니다. 이 말은 사실일까요? 실제로 저는 양질의 드라마나 교양 프로그램을 제외하고, 텔레비전은 우리 뇌에 유해하다고 생각합니다.

프로그램 속의 출연자는 세상의 목소리를 대표하는 것

처럼 보입니다. 그들이 추천하는 것은 나도 따라 해야 할 것 같지요. 시청자는 일면적이고 단정적인 텔레비전 속 결론에 휩쓸리기 십상입니다.

이럴 때 우리 뇌는 전혀 기능하지 않습니다. 전두엽은 잠정적 휴식 모드에 들어가고, 이런 상태가 반복되면 전두엽은 점차 위축됩니다. '치매에 걸리고 싶지 않다', '노화 속도를 늦추고 싶다'라고 생각한다면 텔레비전으로 시간을 때우는 습관은 오늘부터 그만둬야 합니다.

뇌를 웃게 만들고 싶다면, 텔레비전보다는 공연장이 훨씬 좋은 선택입니다. 현실 공간에서 '진짜' 소리와 냄새와 음악과 웃음을 접할 때 우리 뇌는 기뻐합니다. 꼭 문화나 예술이 아니어도 좋습니다. 나만의 '진짜'를 찾아보세요. 감각이 살아나고 마음에 긴 여운을 남기는 것들이라면 뭐든 '진짜'가 될 수 있습니다.

동네의 허름한 분식집에서 처음 먹어보는 메뉴에 한순간 반할 수도 있습니다. 베란다에서 듣는 빗소리가 세상의 모든 소음을 이기는 순간을 발견할 수도 있고요. '일류', '최상위'라는 딱지가 붙지 않았더라도 나와 공명하는 그 무언가는 내게 최고의 예술이 됩니다.

   나만의 진짜를 찾는 일은, 외부의 정답을 좇는 것이 아니라 내 감각을 신뢰하는 연습입니다. 그런 것들을 가슴 두근거리며 탐색할 때 전두엽은 마치 오래된 시계의 태엽을 감은 듯 활력을 되찾습니다. 나만의 '진짜' 찾기로 전두엽이 최고의 기쁨을 맛보게 해주세요.

타인과 나누는 온기가
주기적으로 필요해요

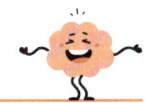

- 예원 엄마! 어디 가? 한밤중에 왜들 경보를 하고 있어?
- 자기야, 얼른 와. 여기 속 터지는 엄마들 땀 빼는 모임이야.
- 아유, 잘됐네. 이게 바로 디톡스지.

사람들과의 교류는 마음이 늙고 우울해지는 것을 방지하는 데 중요한 역할을 합니다. 누군가를 만나는 것이 자꾸만 귀찮고 아무것도 하지 않는 채로 집에만 있고 싶다면, 위험한 신호입니다. 의식적으로라도 다른 사람들을 만나 교류하는 것이 필요한 때입니다.

기분이 가라앉았을 때는 가족보다도 오히려 친구나 직

장 동료가 제격입니다. 가족에게는 괜한 걱정을 끼치고 싶지 않아서 허세를 부리거나 아무렇지도 않은 척하게 되거든요. 그래서 나를 속속들이 잘 아는 믿을 만한 지인들을 만나는 편이 더 도움이 됩니다. 속내를 털어놓고 지금 내 상황에 대해서 솔직하게 나누어보세요.

혹시 마음을 터놓는 것이 부담스럽다면, 그냥 밥 한 끼에 커피 한잔, 혹은 소주 한잔 기울이며 그 자리를 지켜보는 것도 좋습니다. 내 속사정과는 별개로 평소 같은 모습으로 시시콜콜 일상 이야기를 나누는 친구들을 보며 '그래, 세상만사 뭐 특별한 게 있겠어.' 하는 마음이 절로 들게 됩니다.

이런 것을 두고 바로 '사람에게서 기운을 얻는다'고 하죠. 만남이 끝나고 집에 돌아오면 아마도 나는 그대로이고, 해결되지 않은 고민도 그대로 남아 있겠지요. 하지만 좋아하는 사람들과의 접촉에서 기운을 얻고, 그 힘으로 살아갈 에너지를 다시 끌어올리는 겁니다.

누군가와의 짧은 대화, 소소한 웃음, 함께 먹는 밥 한 끼를 특별하게 여겨보세요. 그런 의미에서 오늘 '오랜만에 연락 한번 해볼까?' 싶은 사람이 떠오른다면 주저 말고 연락을 해봅시다. 사람에게서 주기적으로 얻는 온기가 나를 식지 않게, 낡지 않게 만들어줍니다.

퇴직 후
순식간에 늙는 이유

- 🐕 자, 오전 회의 시간입니다. 식탁 앞으로 전원 집합!
- 🐶 아빠, 이거 안 하면 안 돼? 회사 그만뒀는데 왜 아직도 부장님 모드냐고.
- 🐩 아이구, 엄마도 바빠 죽겠는데 왔다. 안 그러면 아빠 급속 노화 온다잖니.

'퇴직하고 나서 겨우 6개월 만에 몇 년이나 늙어버렸다'는 누군가의 이야기를 종종 듣습니다. 단지 기분 탓일까요? 사실 많은 사람이 퇴직 후 급속히 노화되는 경험을 합니다. 그 이유는 뭘까요?

직장에 다니며 일하던 시절에는 하루하루 비슷한 일상일지라도 긴장감을 유지할 수 있습니다. 회사라는 조직에 속해 있다는 것만으로도, 자연스럽게 여러 세대와 소통하고 협업하며, 젊은 감각을 간접적으로나마 유지할 수 있는 환경에 놓이죠. 동료, 후배, 거래처 사람들과 어울리는 회식 자리나 '업무 연장'이라는 이름의 골프나 술자리조차도 사회적 자극을 주는 중요한 계기입니다. 그 안에서 우리는 새로운 정보와 관점을 받아들이고, 정서적으로 교류하며 정신적인 활력을 얻습니다.

그런데 퇴직을 하고 나면 하루아침에 이 모든 것과 단절됩니다. 나를 기다리는 회의도, 연락을 주고받을 동료도, 목적을 가지고 움직일 이유도 더 이상 없습니다. 그 순간부터 우리의 마음과 뇌는 빠르게 움츠러들고, 자극 없는 일상 속에서 노화의 속도는 더욱 빨라집니다.

퇴직 후부터는 몸과 마음에 적당한 긴장을 유지하려면, 스스로 그런 환경을 직접 구하고 나서야 합니다. 과거에는 외부에서 자연스럽게 주어졌던 자극과 관계를, 이제는 스스로 만들지 않으면 노화를 피할 수 없는 거지요.

방법은 어렵거나 거창하지 않습니다. 먼저, 새로운 일정을 만들어보세요. 매주 다른 동네 도서관에 가본다거나, 한 달에 한 편씩 신작 영화를 영화관에서 보는 식으로요. 또, 익숙한 취미에서 한 걸음 더 나아가보세요. 낚시만 하던 분이라면 물고기의 생태를 공부하거나, 블로그에 낚시 일기를 남겨보는 것도 좋습니다.

그리고 가장 중요한 것, '호기심'을 놓치지 마세요. 새로운 음식, 새로운 길, 새로운 생각을 마주했을 때 "한 번 해볼까?"라고 반응하는 것, 그것이 바로 두뇌를 젊게 유지하는 열쇠입니다.

노화는 피할 수 없지만, 늙어가는 방식은 선택할 수 있습니다. 이제부터는 '일'이 아니라 '나'를 중심으로 삶을 젊게 설계해봅시다.

둥글게 둥글게만 살다가
나를 잃어버릴 때

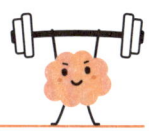

- 아빠, 우리 이번 여름에 제주도 가면 안 돼?
- 제주도 좋지.
- 맨날 좋다고만 하지 말고, 당신은 어디 가고 싶은데?
- 사실 가고 싶은 데가 있긴 한데… 오지 체험 어때? 와이파이 없이 일주일 살아보기!
- 그냥 제주도 비행기표 끊자.

나이가 들면 사람은 크게 두 부류로 변하는 듯합니다. 어디서든 목소리를 높이는 고집불통형, 그렇지 않으면 '만사 오케이'를 외치는 수용형. 특히 조직 생활을 오래 한 경우에는 인간관계에서 협조가 얼마나 중요한지를 체득했기에 수용형으로 진화하는 경우가 종종 있습니다. 주위 분위기를 잘 읽고 적당히 맞춰주면서 둥글게 사는 것이 속 편하게 느껴지기도 하지요.

그런데 둥글게만 살면 나는 정말 만족할까요? 그리고 우리의 뇌는 괜찮을까요? '내가 참고 말지.' 하고 넘어가는 일들이 쌓이면 어느 순간 마음에 돌덩이가 얹힌 것처럼 답답해집니다. 이런 무거운 감정의 찌꺼기가 쌓이고 또 쌓이면 결국 뇌는 욕구 불만에 빠집니다.

다른 사람과의 교류가 뇌의 젊음을 유지하는 데 중요하다고는 하지만, 그 교류가 일방적인 '맞춤'과 '참음'으로 이뤄진다면 사람 만나는 것 자체가 점점 번거롭고 피로한 일이 되고 맙니다. 어느 순간 만남이 고역으로 느껴질 수도 있지요.

그렇게 되기 전에, 나의 목소리를 적절히 내는 법을 익혀야 합니다. 수용만큼이나 표현도 필요하니까요. 자신의 감정과 생각을 예의 있게, 그러나 솔직하게 나누는 태도가 나의 정신 건강만이 아니라 타인과의 관계도 더 건강하고 유쾌하게 만듭니다. 진짜 둥근 사람은 중심이 단단한 사람입니다.

때로는 삐딱하게, 뾰족하게

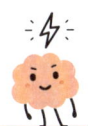

- 🐶 이게 브로콜리 성분 영양제야. 치매에 그렇게 좋대.
- 🐶 브로콜리가 그렇게 좋았음, 소도 박사 됐겠지.
- 🐶 이 사람이 진짜, 이게 미국에서 엄청 유행하는 거라니까?
- 🐶 그짝은 총도 유행이여.
- 🐶 하여간 넌 뇌에 먼지 낄 틈은 없겠다.

우리는 흔히 '나이 듦'을 오래된 와인처럼 부드럽고 숙성한 맛에 비유하곤 합니다. 그런데 중년이 되어도 모서리가 전혀 깎여나가지 않고, 콜라처럼 톡 쏘는 사람들이 있습니다. 이 사람들은 정보나 지식을 아무 비판 없이 그대로 받아들이는 법이 없습니다. "이 정보는 진짜일까?", "다른 숨은 의도는 없는 걸까?" 하고 수시로 의문을 던지지요. 보통 사람이라면 그냥 넘어갈 내용을, 다른 시점에서 꿰뚫어 보고 본질을 정확히 짚어내곤 합니다. 이들의 뇌는 잠깐 멍할 틈도 없이 항상 회전 중입니다.

예를 들어, 동네 주민센터 강좌에 새로 등록한 아저씨 한 분은 별명이 '반골맨'입니다. 첫날부터 "왜 수업이 5분 늦게 시작되느냐", "이 교재는 3년 전 판본인데 업데이트는 했느냐." 묻습니다. 다음 주에는 직접 조사한 유사 강좌 비교표까지 들고 옵니다.

처음에는 다른 수강생들이 수군거렸지요. "저 양반 또 시작이네." 하고요. 그런데 며칠 지나면 "근데 그 말이 다 맞긴 해." 하고 고개를 끄덕이게 됩니다. 결국 그 반골 아저씨 덕에 강좌는 개편되고, 강사도 다음 학기엔 최신 자료로 무장하게 됩니다.

언제나 의심하고 질문하며 세상을 살아가는 '반골 아저씨', '반골 아줌마'들은 "사람이 왜 그렇게 까탈스럽냐", "꼰대 같다." 하는 소리를 듣기도 하지만, 나이가 들어도

늘 생생하게 젊은이 못지않은 활력으로 살아갑니다.

　물론 이것은 타고난 성정의 문제입니다. 하지만 평범한 우리도 때로는 사람 좋은 미소 대신 반골 기질을 발휘해보는 게 어떨까요. 예리한 관찰자, 내 멋대로 사는 사람, 세상 풍조를 태연하게 거스르는 사람일수록 치매와는 멀어집니다.

토론이 시작된다,
뇌 스파링을 해볼까?

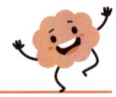

> 🐶 딸, 아빠는 파인애플 피자가 과연 진정한 피자인가에 대해 할 말이 있어. 이것은 단순한 취향이 아니라, 문화와 철학의 문제라고 생각한다.
>
> 🐱 …파인애플 피자가 그렇게 싫어?

혈기 왕성하던 젊은 시절에는 친구나 직장 동료, 때로는 상사와도 크고 작은 일로 논쟁을 불사하곤 했습니다. 그런데 나이 들수록 그런 소모적인 언쟁에 에너지를 쏟는 것이 덧없게 느껴지곤 합니다. 세상을 살다 보니, 아무리 얘기해도 사람은 바뀌지 않고 저마다의 신념을 바꾸기란 거의 불가능하다는 걸 알게 되거든요.

물론 인격이 성숙해져서 그렇다고 볼 수도 있지만, 한

편으로 이는 성숙을 너머 뇌의 노화가 시작되었다는 조용한 신호일지도 모릅니다.

다른 사람과 토론할 때 우리 뇌는 그 어느 때보다도 바빠집니다. 지식과 정보, 경험에서 끌어낸 콘텐츠를 논리적으로 조합해 하나의 의견으로 정리해야 합니다. 상대방이 예상하지 못한 반응을 보일 경우에는 그 이후의 전개를 다시 재편해야죠. 순식간에 나의 지식, 정보, 경험을 다시 논리적으로 조합해서 대응합니다.

즉, 기억력, 사고력, 언어 표현력, 순발력 등 다양한 뇌의 능력을 총동원하고, 일촉즉발의 비상 체제로 전환하지 않으면 논쟁은 불가능합니다. 그래서 논쟁은 뇌를 종합적으로 유지·보수하는 작업과도 같습니다. 나이가 들수록 토론과 논쟁이 부담스러워지는 이유는 전두엽의 기능이 저하되어 기억력도, 출력 기능도 약해지기 때문입니다. 감정은 단조로워졌고, 임기응변을 구사하기에는 순발력도 떨어집니다.

'괜히 시끄럽게 하지 말고 뒤로 빠져야지. 그래야 어른스럽지.' 하는 생각은 어쩌면 이미 노화가 시작된 뇌가 자신을 보호하려는 핑계에 불과할 수도 있습니다. 정말 어른스러운 태도는 갈등을 무조건 회피하는 것이 아니라, 서로를 더 잘 이해하려는 시도일 것입니다. 열린 마음으로 솔직하게 의견을 주고받을 수 있다면 단순한 말싸움이 아닌, 건강한 뇌 운동이 될 수 있습니다.

뇌를 움직이는 주문,
"그럼 네가 해봐"

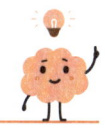

- 🐶 반상회를 마치기 전에… 603호 아버님? 의견 있으신가요?
- 🐕 아파트 캠핑장을 감성적으로 꾸미면 어떨까요? 불멍 공간도 만들고, 야간 조명도 은은하게….
- 🐶 오, 좋은데요? 그럼 캠핑장은 603호가 총괄하시는 걸로 할까요?
- 🐕 (나이스!) 그럴 줄 알고, 여기 '캠핑 스타일 가이드' 목록을 미리 뽑아왔어요!
- 🐶 …벌써요?

회의 시간에 이런 광경, 한 번쯤 겪어보셨을 겁니다. 아이디어 차원에서 가볍게 뭔가를 제안했는데 "좋네요. 이건 팀장님이 맡아서 진행해주시죠." 하고 덜컥 새로운 일을 떠맡게 되는 거죠.

4장 · 감정은 푹신하게, 생각은 뾰족하게

혹은 가족 모임에서 "자극적인 거 말고 좀 슴슴한 메뉴 어때?" 하고 말을 보탰는데 이런 반응이 돌아옵니다.

"그럼 당신이 식당 좀 찾아봐. 예약까지 부탁해."

한순간 자발적 총무로 임명되고 말았네요.

이렇게 울며 겨자 먹기로 일을 떠안게 될 바에야 차라리 입 닫고 조용히 있자는 생각이 들기도 합니다. 처세술이라 할 수도 있고, 무사안일주의라고 할 수도 있겠네요. 이런 처세술이 몸은 덜 피곤하게 할지 몰라도, 뇌에는 도움이 되지 않습니다.

"그럼 네가 해봐."

이 말은 '뇌의 젊음'을 유지하기 위한 절호의 기회라고 생각해보면 어떨까요. 행동이 마음을 규정합니다. '행동'하면 뇌가 자극을 받고, 그에 따라 마음가짐과 태도가 달라지기도 한다는 것이지요.

누군가 "그럼 네가 해봐"라고 한다면 "알았어. 제대로 한번 해볼게"라는 생각으로 착수해봅시다. 행동하는 뇌는 쉽게 늙지 않습니다.

때로는 욕망 아줌마, 욕망 아저씨가 되어 보자

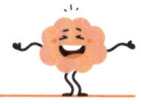

🐶 여보, 전동안마기 세일한다. 살까?
🐶 나 필라테스 강사 자격증 있어. 내가 근육 풀어줄게.
🐶 그럼… 이 고급형 커피머신. 이건 진짜 필요하다!
🐶 나 사실 바리스타 자격증도 있어. 직접 만들어줄게.
🐶 당신 도대체 어떤 인생을 살아온 거야?

외출했다가 우연히 들른 상점에서 '갖고 싶다'는 마음이 불쑥 드는 물건을 만날 때가 있습니다. 이럴 때 사람들의 반응은 대체로 세 가지 유형으로 나뉩니다. 하나, 망설임 없이 즉시 사는 사람. 둘, 살까 말까 고민하다 결국 사는 사람. 셋, 고민 끝에 결국 사지 않는 사람.

물론 상품의 가격도 우리 행동에 영향을 미치지요. 예

를 들어, 마음에 쏙 드는 옷을 발견했는데, 유명한 브랜드도 아니면서 가격이 상당히 셉니다. 마음 한구석에서 피어올랐던 '갖고 싶다'는 욕망이, 가격표를 확인하는 순간 한풀 꺾이고 맙니다.

'좀 과한데', '이 옷 입고 딱히 갈 데도 없고', '조금만 살쪄도 못 입겠어.'

이처럼 머릿속에서는 '사지 말아야 할 이유'들이 하나둘씩 떠올라 마음에 제동이 걸리고 맙니다. 결국은 옷을 내려놓고 돌아서게 되죠.

이렇게 되면, 그 옷을 입고 열릴 수도 있었던 새로운 세계의 문은 영영 닫힌 채로 끝나버립니다. 만약 그 옷을 입었다면, 기분 전환 삼아 봄나들이를 계획했을지 모를 일입니다. 전두엽이 반길 만한 새로운 자극과 경험이 시작될 찬스였는지도 모르죠.

우리는 종종 욕망에 제동을 거는 것이 이성적인 태도라고 여깁니다. 물론 충동을 조절하는 건 중요합니다. 하지만 자꾸만 욕망을 억누르고 '안 하는 쪽'을 선택하는 습관이 굳어지면, 뇌는 점차 새로운 것에 대한 호기심을 꺼 버립니다. 그리고 그 자리를 무기력과 욕구 불만이 채우게 되죠. 이것이 바로 뇌 노화의 가속 페달을 밟는 순간입니다.

살까 말까 고민될 때, 단지 '사치'가 아니라 '삶의 확장'이 될 수도 있다는 생각을 한번쯤 떠올려보세요.

과거의 영광에 멈춰 선 사람들

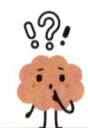

> 🐶 하, 참. 내가 한때는 골프 스코어 70대는 기본이었는데 말이야.
>
> 🐶 그랬어? 스윙 폼 한번 잡아볼래? 내가 프로 골퍼 캐디 출신이라 보는 눈은 정확하지.
>
> 🐶 …캐디도 했었어?

"나한테 고백한 사람이 한 트럭은 된다", "학창 시절에는 동네에서 손꼽히는 수재였다", "젊을 때는 출세 코스를 착착 밟은 엘리트였다."

이렇게 '왕년에는 나도 한가락했다'며 과거의 영광을 자랑하는 사람이 주변에 꼭 있지요. 냉정하게 말하자면, 그런 사람일수록 현재의 삶은 기대에 미치지 못하는 경우가 많습니다. 물론 과거의 영광을 되새김질하는 것이,

자신감 없고 움츠러든 것보다는 낫다고 생각할 수도 있습니다. 그러나 자랑도 적당한 선을 지켜야 합니다.

주변 사람들 귀를 따갑게 하는 것도 문제지만, 더 큰 이유는 과거에만 매달려 '그걸로 충분하다'라는 안주에 빠지기 쉽기 때문입니다. 발전적 사고를 할 기회를 스스로 차단하는 셈입니다. 이런 상태에서는 뇌의 전두엽을 충분히 활용하지 않게 되어 사고가 편협해지고 한쪽으로 치우쳐 유연성을 잃게 됩니다. 그 결과, 뇌의 노화가 가속화되는 원인이 됩니다.

'과거 자랑'은 예나 지금이나 노년층에게서 자주 볼 수 있는 전매특허 같은 현상이기도 하지요. 진정한 능력과 매력은 '나는 아직 더 성장할 수 있다', '더 나아질 수 있다'는 젊은 마음에서부터 나온다는 사실을 기억하세요.

울퉁불퉁
불편한 독서의 재미

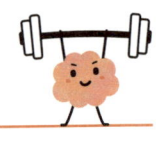

 햐~ 이 책은 어쩜 열 번을 읽어도 매번 새롭지? 정말 명작이라니까.

 열 번을 읽는 동안 어떻게 매번 내용을 까먹냐.

한때는 장르를 가리지 않고 다양한 책을 읽던 사람들도 어느 순간부터 점점 취향이 고착되는 경우가 많습니다. 책장에서 반복해서 꺼내는 책은 비슷한 장르, 익숙한 저자, 편안한 주제들로 좁혀집니다. 새로운 장르나 작가의 책은 좀처럼 손이 가지 않지요.

사실 이는 자연스러운 변화입니다. 뇌는 나이가 들수록 익숙한 것을 선호하니까요. 긍정적이고 편안한 것만

골라 받아들이려는 성향이 강해지지요. 약간의 불편함이나 거부감이 들면 다가서고 싶지 않습니다. 그래서 낯선 정보, 새로운 세계에 대해서는 점점 수용력이 줄어들고 적응하려는 의지도 약해집니다.

물론, 같은 작가라 할지라도 매번 똑같은 이야기를 하는 것은 아닙니다. 하지만 기본적인 문체나 주제를 다루는 접근 방식이 비슷하기 때문에, 어느 정도 예상 가능한 흐름을 보이지요. 범인이 밝혀지는 정형적인 구조를 따르는 추리소설, 권선징악의 패턴이 반복되는 역사극 등도 마찬가지입니다.

그렇게 익숙한 이야기만 접하면, 뇌는 미온수에 담근 것처럼 점점 느슨해지고 자극에 무뎌집니다. 물론 책을 읽는 행위 자체가 뇌에 좋은 자극이 되지 않느냐고 반문할 수 있습니다. 하지만 우리가 말하는 '뇌에 좋은 독서'란, 새로운 사고를 열어주고 생각의 근육을 자극하는 독서입니다.

그러니 이제 안락하기만 한 독서 경험에서 벗어나봅시

다. 재미없을 것 같다고 미뤄두었던 과학 입문서, 사회를 이해하는 데 필요한 정치철학서, 다른 문화권의 작가가 쓴 개성적인 문체의 소설. 이런 낯선 책들과 마주할 때, 비로소 뇌는 활발히 움직이고 새로운 연결을 만들어냅니다.

편안한 동네 산책로보다 가끔은 낯설고 울퉁불퉁한 길이 더 즐거운 산책을 선사할 수 있습니다. 미간에 주름이 잡히고 허리를 쭉 펴게 되는, 불편한 독서에 한번 도전해봅시다.

"요즘 애들은 말이야~" 라는 말은 꿀꺽 삼키자

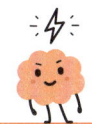

- 딸아, 스마트폰 좀 그만 들여다봐라. 요즘 애들은 왜 저렇게…
- 쓰읍~! 여보, 그런 말 하지 말랬지.
- 아니~ 요즘 애들은 모르는 것도 없고 아주 스마트하다고.

지금 50대 전후인 분들은 청춘의 한복판에서 외환위기와 구조조정 사태를 목격했고, 대학 졸업장 하나로는 미래가 보장되지 않는다는 현실을 가장 먼저 체감한 세대입니다. 삐삐와 PC통신을 거쳐 인공지능 시대까지, 세상의 급격한 변화를 앞장서서 감당해온 세대이기도 합니다.

그런 우리가 이제는 회사에서 중간관리자가 되었고,

가정에서는 자녀의 진로를 걱정하는 부모가 되었으며, 세상에서는 '기성세대'로 불리고 있습니다. 젊은 시절에는 우리도 어른들의 "요즘 젊은 것들은 말이야." 하는 소리에 반발하곤 했습니다. 그런데 지금은 그 말, 혹시 본인이 하고 있지는 않나요?

"요즘 젊은 사람들은 말이야…"

이 말이 입에서 나오는 순간, 우리의 뇌도 마음도 늙어가기 시작합니다. 왜냐하면 그 말에는 '나는 너희와 달라', '내가 겪은 세상이 진짜다'라는 은근한 선긋기와 우월감이 깃들어 있기 때문입니다. 그 이면을 조금 더 깊이 들여다보면 '시대 변화에 뒤처지고 있다는 불안감', '스스로 예전만 못한 이유를 찾는 자기합리화'까지도 숨어 있지요.

중요한 사실은 실제로 마음도 외모도 젊게 살아가는 사람들, 젊은 세대와 자연스럽게 섞이는 이들일수록 이런 말을 하지 않는다는 점입니다. "요즘 MZ들 센스 있더라", "배울 게 많아"라며 오히려 자극을 받고 새로움을 받아들입니다.

    결국, 나이를 가르는 건 숫자가 아니라 태도입니다. 세대 간 차이를 '단절'이 아닌 '확장'의 기회로 삼는 사람이야말로 젊음을 오래 간직합니다. "요즘 젊은 애들은…"이라는 말이 입안까지 올라왔다면, 꿀꺽 삼켜보세요. 어떤 선택을 하느냐에 따라, 당신은 여전히 '요즘 세대'입니다.

'솔직하게 기뻐하기' 연습

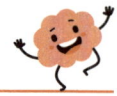

> 🐕 여보, 요즘 인물 산다, 살아. 아주 품격 있고, 집안의 기둥 같은 느낌이야.
>
> 🐩 나 살쪘다고 비꼬는 거야, 지금?
>
> 🐕 이 사람아, 칭찬을 칭찬으로 받아들여야지.
>
> 🐩 어디, 기둥 부러지는 소리 한 번만 더해봐.

'칭찬은 고래도 춤추게 한다'라는 말이 있지요. 한편 '듣기 좋은 꽃노래도 한두 번'이라는 속담도 있습니다. 당신은 어떤 쪽인가요? 누군가로부터 칭찬을 들었을 때 진심으로 기뻐하는 편인가요, 아니면 '또 입에 발린 소리네.' 하면서 시큰둥하게 넘겨버리나요.

만약 후자와 같은 반응이 습관처럼 굳어졌다면, 감정의 노화가 시작되었을지도 모릅니다. 물론 상대방의 칭찬이 겉치레인지 진심인지, 말 속에 담긴 뉘앙스를 어느 정도는 알아챌 수 있습니다. 그렇지만 일단 의심부터 하고 보는 태도는, 전두엽 기능이 둔화되었다는 신호일 수 있습니다. 판단력은 무뎌지고, 감정은 쉽게 움직이지 않으며, 예전처럼 뭔가에 감탄하거나 기뻐하기가 점점 어려워지는 것이죠. 이런 상태에 빠진 사람은 무슨 일이든 부정적으로 해석합니다.

하지만 다행히도, 세상을 어떻게 받아들이고 해석할지는 습관입니다. 매일 매 순간의 선택에서 길러지는 것이죠. 처음에는 어색할지도 모릅니다. 그래도 진심인지 아닌지 따지기 전에, 그냥 한 번 웃으며 "고마워요!"라고 해보세요. 겉으로 드러나는 반응을 달리하는 것만으로도 뇌는 새로운 자극을 받습니다.

이처럼 소소하게 기뻐하고, 소소하게 표현하는 경험을 반복하다 보면 어느새 '의심' 대신 '수용'이 몸에 익습니다. 솔직하게 기뻐하는 습관이 뇌의 활기도, 관계의 온기도 되찾게 해줍니다.

살다가 리셋 버튼이 필요할 때

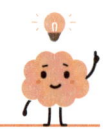

> 🐶 딸아, 아빠도 늙나보다. 요즘 자꾸 시들시들하네.
> 🐱 아빠, 리셋이 필요할 때네. 자, 버튼 눌러줄게.
> 🐶 부녀지간에 무슨 얘기 중이었어?
> 🐶 (이렇게 하면 되나?) 처음 뵙겠습니다. 누구시죠?
> 🐶 어머머머! 니네 아빠가 갑자기 왜 이런다니?

'뭘 해도 흥이 안 나고, 특별히 기대되는 일도 없다', '인생은 문제의 연속, 바람 잘 날 없는 하루하루가 버겁다', '머리는 멍하고, 손끝 하나 움직이기조차 버거운 기분이 든다.'

중년에 접어들고서 종종 이런 상태에 빠지곤 하는데요, 자녀 문제, 양가 부모님 문제, 건강 문제, 금전적인 문제, 그밖에 이런저런 복잡한 상황이 마치 엉킨 실타래처럼 나를 옥죄는 것 같습니다. 남들은 무슨 재미로 사나 싶어 한숨이 푹 나오곤 하지요.

이럴 땐 어떻게 하시나요? 시간이 지나면 괜찮아질 거라 생각하며 버티나요? 마음을 어지럽히는 문제를 붙들고 늘어지며 감정과 에너지를 소모하나요?

그러다 보면 상황은 나아지기는커녕 더 나빠질 수 있습니다. 이럴 땐 발버둥치기보다 의식적인 '리셋'이 필요합니다. 한 박자 쉬고, 생각을 멈추고, 마음과 뇌의 상태를 초기화하는 것이죠.

자책하거나 어설픈 반성에 빠지는 것은 금물입니다. 문제가 꼬였을 때 하는 반성은 대체로 객관적인 성찰보다는 자기 비난이 되기 쉽고, 그로 인해 더 위축되기 마련입니다. 그저 지금은 멈출 때라는 신호로 받아들이는 게 좋습니다.

자신만의 확실한 리셋 루틴을 만들어보세요. 저마다의

취향이나 상황에 따라 방법은 다양할 수 있습니다. 가능하다면 반차를 내고 가까운 곳으로 혼자 드라이브를 떠나도 좋겠지요. 이른 아침에 싸늘한 공기를 쐬며 이어폰 없이 산책을 해보는 건 어떨까요. 나만의 리셋 버튼을 알아두고 필요할 때 눌러주세요.

'리셋'은 단순한 휴식이 아니라, 새로운 시작을 만드는 전환점이 됩니다. 내가 지금 '뒤로 감기' 상태인지 '앞으로 가기' 중인지를 수시로 확인해보세요.

사소한 것에 집착하는
습관에서 벗어나려면

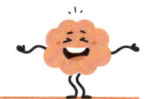

> 🐶 여보, 찬영이 엄마가 한 말, 아무리 생각해도 맘에 걸린단 말이야.
>
> 🐕 똑같은 생각을 몇 번이나 리필하는 거야. 나 커피나 리필해줘.
>
> 🐶 (피식) 그렇네. 리필도 한두 번이지, 시간 아깝게.
>
> 🐕 어디 가~ 커피는?

나이가 들수록 어떤 일이 한번 신경 쓰이기 시작하면 계속해서 머릿속을 맴도는 경험을 하게 됩니다. 이는 전두엽의 기능과 관련이 있습니다. 판단력, 통제력, 집중력 등을 담당하는 전두엽의 기능이 떨어져서 사소한 일에 과도하게 집착하거나 통제력을 잃는 경향이 생기는 것이죠.

예를 들자면 중장년층에서 흔히 볼 수 있는 '건강염려증'이 대표적입니다. 가벼운 증상에도 병원을 찾고, 의사에게 아무 이상이 없다는 말을 듣고도 마음이 놓이지 않아 여러 병원을 순례하기도 하지요. 이른바 '의료 쇼핑'입니다.

이러한 과도한 걱정과 부정적인 사고는 뇌의 피로를 누적시키고 노화를 앞당깁니다. 신경을 곤두세운 상태가 지속되어서 오히려 정말 중요한 일을 놓치는 결과를 불러오기도 하지요.

예를 좀 더 들어볼까요? 외출 후 문단속을 제대로 했는지 계속해서 불안해하거나, 이미 보낸 이메일에 혹시라도 실수가 있었는지 반복해서 확인하는 분들 있을 겁니다. 행동만이 아니라 감정적인 측면에서도 이런 일이 흔히 일어납니다. 누군가의 지나가는 한마디에 마음이 상해 며칠 동안 곱씹기도 하고, 이미 끝난 대화를 머릿속에서 되감기하며 후회하는 경우도 있지요.

이렇게 막연한 두려움이나 불안에 시달릴 때는 나의 행동과 태도를 객관적으로 지칭하는 것이 도움이 됩니다. 예를 들어, 외출 후 문단속이 걱정된다면, 문을 잠그는 순간 "문 잠갔다"라고 소리 내어 말하는 겁니다. 또 한 번 들어선 생각에서 빠져나오지 못하는 '감정의 루프'가 시작되었다면 "아, 이건 감정 낭비다"라고 이름 붙이고 놓아주는 연습을 해보세요. 우리 마음이 만들어낸 그림자가 아닌, 실체 그 자체를 똑바로 응시하도록 의도적으로 노력해봅시다.

생각의 급발진,
이렇게 예방하세요

> 🐶 여보, 아무래도 나 심장에 심각한 문제가 있나 봐.
>
> 🐩 왜 갑자기?
>
> 🐶 새벽 내내 가슴이 답답하고 숨이 잘 안 쉬어지더라고.
>
> 🐩 …내가 자다가 다리 올려서 그래. 미안.

처음에는 별일 아닌 듯 보였던 일이 어느새 머릿속에서 부풀려지고, 그로 인해 감정이 불안정해지며 결국 우울감이나 불안장애로까지 발전하는 경우는 드물지 않습니다. 심리학에서는 이러한 왜곡된 사고의 시작을 '자동사고 automatic thought'라고 부릅니다. 어떤 상황에서 무의식적으로 떠오르는 부정적이고 비합리적인 생각을 말하지요.

예를 들어, 친척 중에 암 환자가 많은 사람은 단순히 기침이 오래간다는 이유만으로 '혹시 나도 폐암 아닐까?'라는 생각이 머리를 지배하기 시작합니다. 그때부터 인터넷을 검색하고 관련 증상을 하나하나 대입하면서 점점 더 '나는 폐암에 걸렸다'는 확신에 사로잡히게 되는 것이죠. 실제로는 단순한 감기나 기관지염일 가능성이 높지만, 자동사고에 빠진 이 사람은 최악의 시나리오만을 상상하며 걱정에 갇히게 됩니다.

이처럼 자동사고는 사실이 아니라 감정이 만든 착각입니다. 하지만 그 착각이 너무 생생해서, 우리를 꼼짝없이 사로잡고 말지요.

자동사고에서 벗어나기 위해선 어떻게 해야 할까요? 가장 쉬운 방법은 생각을 글로 써보는 것입니다. 내 생각을 '글'로 꺼내놓으면, 그 생각이 얼마나 비현실적이고 과장되었는지를 거리를 두고서 바라볼 수 있습니다.

> **기침 = 폐암?** ➡ 기침의 원인은 감기, 알레르기, 기관지염 등 다양하다.

위와 같이 해보는 겁니다. 그 후에 내가 떠올린 생각이 '사실'인지, 단지 '느낌이나 해석'인지 구분해봅니다. '나는 폐암일 것이다'는 사실이 아니라 해석일 뿐입니다. 만약 자동사고가 자주 반복되고, 일상생활에 영향을 미친다면 인지행동치료를 포함한 심리 상담을 받아보는 것을 권합니다.

자동사고에서 벗어나면, 바짝 말라 딱딱해진 스펀지 같던 뇌가 물을 흡수하듯 활기를 되찾고 막혀 있던 사고의 흐름이 다시 유연해집니다. 우리 모두는 때때로 잘못된 생각의 덫에 빠집니다. 그러나 중요한 것은, 그것이 '오류일 수 있다'고 인식하고 벗어나는 힘을 기르는 것입니다.

"원래 그래"라는 말을 의심하기

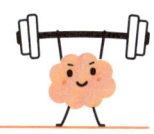

- 엄마, 간헐적 단식하는 거 아니었어? 한밤중에 족발 먹게?
- 얘, 간헐적 단식이 다이어트에 좋다는 설이 사실이 아니라더라.
- 단식이 문제가 아니라… 당신이 하는 건 과식이잖아.

나이가 들수록 익숙한 것, 즉 '정설'이나 '상식', '전통'에 안주하려는 경향이 강해집니다. 변화보다 안정을 선호하고, 새로운 관점보다는 기존 관념을 고수하게 되는 것은 어찌 보면 자연스러운 현상입니다. 하지만 이 시점에서 의심하는 힘, 즉 익숙한 것을 그대로 믿지 않고 "그게 정말 맞을까?" 하고 질문해보는 태도가 필요합니다.

예컨대 '건강을 위해 아침밥은 꼭 챙겨 먹어야 한다'는 말은 오랫동안 상식처럼 여겨져 왔습니다. 그러나 최근 연구들은 간헐적 단식이나 식사 간격의 유연성이 오히려 건강에 도움이 될 수 있다고 말합니다.

'눈물을 보이지 않아야 남자답다'라는 전통적인 남성상에 대해서도 생각해볼까요? 조선 시대의 사료를 보면 당시의 아버지들이 자녀에게 보낸 편지에 눈물 어린 감정 표현이 흔히 보입니다. 사랑과 그리움이 고스란히 묻어나는 글귀와 더불어 "너를 생각하면 밤마다 눈물이 흘러 잠을 이루지 못한다"는 식의 표현도 찾아볼 수 있죠. 우리가 믿고 있는 '남자다움'은 산업화 이후에 굳어진 것이라 보아야 합니다.

그러니 어떤 주장을 들었을 때, 무심코 고개를 끄덕이기 전에 이렇게 한번 물어보세요.

"정말 그런가?", "혹시 다르게 해석할 순 없을까?"

의심하는 힘은 단순히 반대를 위한 비판이 아니라, 뇌를 유연하고 젊게 유지하는 지적 운동입니다. 오늘 하루, 당연한 것들에게서 한걸음 벗어나는 시간을 가져보세요.

새로운 가능성을 엿보는 '그럴지도 몰라' 사고

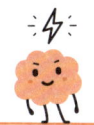

🐕 여보, 바지가 좀 작아 보이는데? 살 더 찐 거 아니야?

🐶 그럴 수도 있지만, 바지가 줄어든 걸지도 몰라.

🐕 그거 사놓고 처음 입는 옷 아니야?

🐶 (버럭!) 처음 입어서 바지가 긴장한 걸지도 몰라!

사고의 유연함을 키우고는 싶은데 막상 시도해보면 생각처럼 쉽지 않습니다. '1 더하기 1은 2다'라는 명제를 두고 "아니야"라고 말하긴 쉽지 않거든요. 너무 명확해 보이는 사실에는 반론을 제기하기 어렵죠. 이럴 때 도움이 되는 것이 바로 '그럴지도 몰라 사고'입니다.

예를 들어 '1 더하기 1은 2'라는 말은 이렇게 생각해볼 수 있습니다.

'어쩌면 상황에 따라 1 더하기 1이 2보다 더 크거나 작아질지도 몰라.'
'혹시 상쇄 효과를 일으켜서 1 더하기 1은 여전히 1이거나 0이 될 수 있지 않을까?'
'어떤 경우엔 1과 1이 만나 4 정도의 시너지를 낼 수도 있지 않을까?'

이처럼 곧바로 맞다, 틀리다를 판단하지 말고 여러 가능성을 떠올려보는 것만으로도 전두엽을 자극하는 좋은 훈련이 됩니다.

일상에서 이런 사고방식을 쉽게 적용할 수 있습니다. 어떤 부동산 전문가가 "서울 아파트 가격은 올해 안에 다시 반등합니다"라고 단정적으로 말한다고 해봅시다. '전문가가 하는 말인데 맞는 말이겠지'라고 바로 수긍하거나 '에이, 무슨 말도 안 되는 소리야'라고 일단 반박하기보다는 '그럴지도 몰라' 사고를 적용해봅시다.

'그럴 수도 있지만, 지역이나 조건에 따라선 떨어질 수도 있지 않을까?'

어떤가요? 이런 사고는 사람과의 관계도 부드럽게 만들어줍니다. 누군가가 "그 사람은 원래 좀 이기적이야"라고 단정 짓는다면, 이렇게 살짝 문을 열어두는 거지요.

'그럴 수도 있지만, 다른 면이 있을지도 몰라.'

'혹시 최근에 힘든 일이 있어서 그랬을지도 모르지.'

다양한 가능성을 상상해보는 '그럴지도 몰라 사고'로 전두엽을 단련시키고, 사고의 폭을 넓혀보세요.

굳이 '화가 나는' 책을 읽는 이유

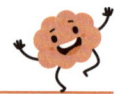

> 🐱 엄마, 그 책 엄마가 엄청 싫어하는 정치인이 쓴 거 아니야?
>
> 🐶 응, 근데 읽어보길 잘한 것 같아.
>
> 🐱 오… 시야가 좀 넓어졌어?
>
> 🐶 아니, 심장이 뛰고 열이 확 오르는 게, 저절로 혈액순환이 되는 것 같아.

우리는 보통 책을 읽을 때 나와 생각이 잘 맞는 사람의 글을 찾곤 합니다. 쉽게 공감이 가고, 내 생각을 정당화하기 좋기 때문이지요. 물론 그것도 좋지만, 때로는 나와 정반대의 생각과 입장을 담은 글을 일부러 읽어보는 경험도 의미가 있습니다.

예를 들어, 진보 성향의 사람이라면 보수적 시각의 칼럼을, 보수 성향이라면 진보적 매체의 기사를 일부러 읽어보는 식입니다. 정치적 신념만이 아니라, 육식을 즐기는 사람이 채식주의자의 주장을, 대기업 중심의 경제관을 가진 사람은 공동체 경제나 사회적 기업에 관한 책을 읽는 것도 좋습니다. '사교육이 답'이라 믿는다면 대안학교 사례를 일부러 찾아보는 것도 좋은 방법이지요.

처음엔 거부감이 들거나 속이 답답해질지도 모릅니다. 하지만 '아, 저렇게도 생각할 수 있구나.' 하는 인식이 생기는 순간, 뇌는 새로운 연결을 만들어냅니다. 익숙한 시각에서는 보이지 않던 논리의 허점이 드러날 수도 있지요.

상대편 입장을 수용하거나 동의하기는 물론 어려울 것입니다. 그렇더라도 그들의 논리와 근거를 이해하는 것만으로도 시야가 넓어지고 사고는 훨씬 유연해집니다.

너무 불편해서 몸서리가 쳐질 정도라면 굳이 억지로 할 필요는 없습니다. 하지만 가끔씩 내 생각과 정반대 편에 앉아 보는 것은 뇌에 꽤 좋은 스트레칭이 됩니다.

내 생각에 유명인의 이름을
끌어오지 말기

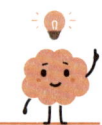

> 🐱 아… 시험 완전 망했어. 수학 점수 실화냐고….
>
> 🐶 힘내. 그 유명한 황돌돌 박사도 고등학교 때는 공부 잘 못했대.
>
> 🐱 그 사람이 누군데?
>
> 🐶 아빠 어릴 때 이름.

어떤 사람은 의견을 얘기할 때마다 꼭 "그 유명한 ○○도 그렇게 말했다더라"라고 덧붙이곤 합니다. 여기서 말하는 ○○는 보통 누구나 아는 석학, 정치인, 작가, 기업가 같은 권위 있는 인사들입니다.

물론 참고할 만한 인물의 말을 인용하는 것은 설득력을 높이는 대화 방식입니다. 하지만 그 말이 '무조건 옳다'는 것을 전제한다면, 문제는 조금 달라집니다. 나의 목소리가 아니라 '누가 그렇게 말했다'는 권위를 빌려야만 의견을 낼 수 있다면, 이는 뇌, 특히 전두엽의 유연성이 떨어지고 있다는 신호일 수도 있습니다.

반대로, 누군가의 말에 대해 "출처가 어디야?", "책에 나와 있는 내용이야?"라고 묻는 경우도 마찬가지입니다. 정보의 진위를 따지기보다는 '말한 사람이 누구냐'에 따라 신뢰 여부를 결정하는 셈이니까요. 이러한 사고방식을 '권위주의'나 '속인주의'라고 합니다.

젊은 시절부터 이런 경향을 보이는 사람도 있지만, 대부분은 나이가 들수록 점점 말한 사람의 '이름값'이나 출처에 의존하는 경향이 강해집니다. 새로운 정보를 스스로 해석하고 판단하기보다는 이미 검증된 것에 편승하고자 하는 안정 욕구가 커지기 때문입니다.

하지만 이런 사고방식은 하나의 주제에 대해 하나의 정답만 존재한다고 믿고, 복잡한 문제도 단순하게 단정 지으려는 태도로 이어집니다. 그렇게 되면 마치 언덕을

구르는 돌처럼 사고의 탄력성과 확장력은 급격히 떨어집니다.

지금부터는 어떤 의견을 밝힐 때, 내 생각을 오로지 내 언어로 표현하도록 해보세요. 다른 사람의 의견을 들을 때도 마찬가지입니다. 출처나 권위는 배제한 채, 내용 자체만으로 판단하는 습관을 들여보세요. 사람의 마음을 움직이는 힘은 그럴 때 더 커집니다.

'쓸데없는 일'의 쓸모

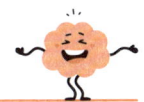

- 엄마, 무슨 사진 보고 있어?
- 엄마가 제일 좋아하는 사진 폴더야. 우리 딸 애기 때 사고 친 장면 모음집?
- 윽, 그게 무슨 이상한 취미야.
- 왜~ 엄마한테는 제일 재밌는 전시회인데. 나중에 사진집도 낼까?
- 엄마~!

'취미가 하나쯤은 있어야 사람이 덜 늙는다'고 조언하면 흔히 이런 답이 돌아옵니다.

"취미 생활 좋죠. 근데 그것도 여유가 있어야 하죠. 시간도 없고 할 일은 많고… 저한테는 사치 같아요."

이렇게 생각하는 이유는 '어른의 취미 생활' 하면 뭔가

'있어 보이는' 활동을 떠올리기 때문입니다. 클래식 음악 감상, 전시회 투어, 고급 와인… 그럴듯해 보이지만 막상 내 삶엔 안 어울린다는 이질감과 거리감이 느껴집니다.

그럼, 취미를 이렇게 생각해보면 어떨까요.
'쓸데없지만 재미있는 일.'
예를 들어, 어릴 적 즐겼던 미니카 조립을 40대, 50대가 되어 다시 시작하는 것도 훌륭한 취미 생활입니다. 남들 보기에 어떨지 몰라도 내가 즐거우면 되는 거지요. 별 세 개짜리 레스토랑이 아니라 동네 분식집 순례를 하며 '떡볶이 감별사'가 되어보는 일. 라디오에 사연 보내기 챌린지는 어떨까요?

실제로 여러 연구에 따르면, 자신만의 몰입할 수 있는 영역이 있는 사람일수록 뇌의 전두엽이 더 활발하게 작동하고, 감정 조절 능력과 스트레스 회복 탄력성도 높게 나타납니다.

어른에게 필요한 건, 잘하는 일이 아니라 좋아하는 일

입니다. 아무 의미 없어 보여도, 내가 웃고 설레고 집중할 수 있다면 그 자체로 이미 충분히 '쓸모 있는' 일입니다.

디지털 시대의 '전두엽 자극법'

> 🐶 오운완! 오늘의 운동 완료!
>
> 🐱 오, 아빠가 그런 말도 알아?
>
> 🐶 그럼~ 아빠가 MZ 용어 좀 찾아봤지. 엄마가 큰일이다. 오운완 좀 하라고 해.
>
> 🐻 여보, 진짜 오운완 되고 싶어? 오늘의 운 다한 줄 알아.

책이나 기사글을 읽다 보면 처음 보는 신조어나 낯선 단어가 툭 튀어나올 때가 있습니다. 그럴 때는 문맥을 얼추 짐작하거나 '대충 이런 뜻이겠지.' 하고 그냥 지나치는 경우가 많지요. 단어 하나에 멈춰서 시간을 쓰는 일이 번거롭게 느껴지니까요.

하지만 그 작은 '멈춤'이 뇌에게는 뜻밖의 보약이 될 수 있습니다. 낯선 단어의 의미를 직접 찾아보는 습관은, 단지 어휘력을 키우는 차원을 넘어 전두엽을 자극하는 훌륭한 두뇌 운동이 됩니다.

요즘은 손안의 스마트폰 하나로 검색창에 단어를 치기만 해도, 정의는 물론 예문, 관련 기사, 영상까지 단숨에 확인할 수 있습니다. 링크를 따라가다 보면 관련 개념들이 줄줄이 따라붙어 마치 감자줄기를 캐는 것처럼 지식이 연달아 확장되는 경험도 하게 됩니다. 이처럼 단어 하나를 매개로 새로운 분야로 사고를 확장하는 과정은 단순한 지식 습득 그 이상입니다.

물론 지식이 많다고 해서 반드시 사고력이 뛰어난 것은 아닙니다. 하지만 지식의 폭이 좁은 사람은 사고의 폭도 제한되기 쉽습니다. 생각의 재료가 부족하니 발상도 빈약해질 수밖에 없지요.

지금 당장 꼭 필요하지 않더라도, 소소한 지식을 알뜰하게 모아두세요. 하나의 단어와 거기서 비롯된 지식이 전혀 예상하지 못한 순간에 멋진 아이디어나 통찰로 되살아날지도 모릅니다.

엉뚱한 가설을 말로 뱉어보자

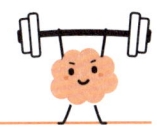

- 🐕 아빠가 굉장한 가설을 하나 세워볼까? (소곤소곤) 엄마가 화나면 우리는 밤늦게 게임을 할 수 있다.
- 🐱 **말이 안 되는데? 반대로 아니야?**
- 🐩 내가 속이 터져서 진짜…. 나 오늘 동네 엄마들이랑 맥주 한잔할 거야. 저녁은 알아서들 먹든가, 말든가!
- 🐱 오… 나 지금 소름 돋았어.

우리는 흔히 실용적인 것에 가치를 둡니다. 지금 당장 써먹을 수 있느냐, 결과가 눈에 보이느냐를 기준으로 아이디어의 가치를 판단하죠.

하지만 노벨상을 수상한 연구들도 처음에는 불확실한 가설에서 출발했습니다. 처음엔 아무도 믿지 않았고, 증명도 되지 않았으며, 어쩌면 엉뚱하다는 소리까지 들었을지도 모릅니다. 그 '가설'이 인류의 사고를 바꾸고, 세상을 바꾼 것이죠. 그래서 노벨상은 실용성보다 생각의 가능성에 주는 상이라 하겠습니다.

수학도 마찬가지입니다. '수학 올림피아드 우승자가 꼭 훌륭한 수학자가 되는 것은 아니다'라는 말이 있습니다. 문제를 빠르고 정확하게 푸는 능력은 물론 중요하지만, 완전히 새로운 문제를 만드는 능력, 즉 문제를 설정하고 구조를 상상하는 능력이야말로 진정한 수학자의 자질이라는 뜻입니다. 지금은 당연하게 여겨지는 수학의 공식과 이론들도 어느 시점에는 누군가의 상상 속 가정이었습니다.

근거가 부족하더라도, 아직 증명할 수 없더라도, 무엇인가를 떠올리고 그것을 '말해보는 것' 자체에 의미가 있습니다. 머릿속에 언뜻 떠오른 가설을 망설이지 말고 꺼내보세요. 글로 적어도 좋고, 사람들과의 대화 주제로 삼아도 좋습니다. 입 밖으로 소리내어 말하는 행위는 아이디어를 구체화하는 첫걸음이자, 뇌를 자극하는 좋은 훈련입니다.

· 뇌 지킴이 칼럼 ·

'혹시 치매에 걸리면 어쩌지?' 벌써부터 걱정된다면

85세가 넘으면 40퍼센트 이상의 사람이 경증을 포함한 치매 증상을 보이는 것으로 알려져 있습니다. 65세~70세 사이에서는 그 비율이 약 1.5퍼센트, 즉 200명 중 3명 꼴로 확연히 낮습니다. 하지만 이 나잇대의 약 10퍼센트는, 병적인 치매는 아닐지라도 노화성 '치매 유사 증상'을 호소합니다.

여기서 말하는 치매 유사 증상이란 다음과 같은 인지의 변화를 포함합니다.

하루 종일 멍하니 시간을 보낸다.
말수가 줄고 우울한 기분이 계속된다.
무언가를 하려고 하지 않으며, 생각은 해도 실행하지 못한다.
건망증이 심해지고 기억력이 눈에 띄게 저하된다.

이러한 변화는 전형적인 뇌의 노화 현상에 해당합니다. 병적인 치매는 알츠하이머병이나 뇌혈관성 질환 등 뇌 자체의 병리적 변화에서 비롯되는 질환이기 때문에 현대 의학으로 어느 정도 진행을 늦출 수 있을 뿐, 완전한 예방이나 치료는 불가능합니다.

반면에 뇌의 노화에서 비롯된 '치매 유사 증상'은 충분히 예방하거나 개선할 수 있습니다. 그리고 그 핵심 열쇠는 바로 '전두엽을 단련하는 것', 즉 뇌를 꾸준히 자극하는 생활 습관입니다.

실제로 70대 정도가 되면, 병적인 치매보다 노화성 치매 유사 증상을 겪는 사람이 훨씬 많습니다. 그렇기에 '혹시 나도 언젠가 치매에 걸리지 않을까'라는 막연한 불안에 빠지기보다는, 지금 당장 실천할 수 있는 뇌의 노화를 막는 습관과 태도를 기르는 것에 집중해야 합니다. 그것이 노년기를 건강하고 활기차게 보내는 지혜입니다.

치매와 더불어 또 한 가지 주의해야 할 것이 바로 우울증입니다. 우울증은 중장년층에 흔히 시작되며, 특히 60대 후반부터 나타나는 노인성 우울증은 뇌 건강을 위협하는 중요한 원인이 됩니다. 우울증은 기분이 가라앉는 것에 그치지 않습니다. 뇌 내 신경전달물질의 불균형으로 인해 인지 기능 저하가 나타나며, 우울증이 장기화될 경우에는 뇌 구조 자체에 손상이 생기고 노화 속도도 빨라집니다. 실제로 우울증이 지속될수록 나이가 들어 치매로 발전할 가능성이 높아진다는 연구 보고도 다수 존재합니다.

또한, 명확한 우울증 진단까지는 아니더라도, 퇴직 이후 사회적 역할이 줄고 인간관계가 단절되면서 생기는 무기력감, 외로움, 정서적 위축은 의욕 상실을 불러오고, 결과적으로 뇌의 노화를 가속화시킬 수 있습니다.

노년기의 치매와 우울증 예방을 위해, 조금이라도 젊은 지금부터 할 수 있는 일들이 얼마든지 있습니다. 앞서 설명했듯이 전두엽을 자극하는 생활 습관을 실천하고, 사람들과 꾸준히 교류하며, 정서적 자극과 사회적 연결

속에서 뇌에 활력을 공급하는 것입니다.

'막을 수 없는 노화'에 미리 겁먹지 말고 오늘 하루, 나를 웃게 하고 움직이게 하는 것에 집중해보세요.

· 뇌 지킴이 칼럼 ·

리어왕은 전두측두엽 치매가 빚어낸 비극이다?

치매의 종류는 한 가지가 아니라, 다양한 원인과 유형이 존재합니다. 크게는 다음과 같이 나눌 수 있습니다.

- **퇴행성 뇌질환** : 뇌 자체의 변성으로 나타나는 치매. 알츠하이머병, 루이소체 치매, 전두측두엽 치매가 여기에 해당합니다.
- **혈관성 치매** : 뇌졸중이나 뇌혈관 질환 때문에 뇌혈류에 장애가 생겨 발생하는 치매
- **이차성 치매** : 대사 및 내분비 이상, 감염, 외상 등으로 발생

이 중 오늘 이야기할 전두측두엽 치매FTD: Frontotemporal Dementia는 알츠하이머형과 마찬가지로 '뇌의 변성'에서 비롯되는 신경퇴행성 질환입니다. 전체 치매 환자의 약 5퍼센트 정도를 차지하는 것으로 나타나는데요, 숫자상으

로는 소수지만 증상이 복잡하고 다루기 어려운 경우가 많아 환자 본인뿐 아니라 가족에게도 큰 영향을 미칩니다.

전두측두엽 치매의 경우, 초기에는 기억력이나 언어 능력이 비교적 잘 보존되는 경우가 많습니다. 뇌의 전두엽과 측두엽만 선택적으로 위축되고, 해마나 언어 영역은 초기에 덜 손상되기 때문입니다. 하지만 문제는 바로 전두엽 기능 저하에서 비롯됩니다.

전두엽은 감정 조절, 사회적 판단, 충동 억제, 공감 능력 등을 담당하는 영역이기 때문에, 이 부위의 기능이 떨어지면 다음과 같은 변화가 나타납니다.

- 감정의 기복이 심하고 쉽게 분노하거나 울컥한다.
- 충동을 억제하지 못하고 즉각 행동으로 옮긴다.
- 사회적 상황에 맞지 않는 부적절한 언행을 한다.
- 자신의 이상행동을 자각하지 못한다.

예를 들어, 슈퍼마켓에서 원하는 물건을 보면 망설임

없이 가져가 버린다거나, 문제가 발생했을 때 도리어 화를 내며 상대를 몰아붙이는 태도를 보이기도 합니다. 이러한 행동은 흔히 '성격 문제'로 오해받기 쉽지만, 실제로는 전두엽의 기능 저하로 인한 신경학적 증상입니다.

이러한 전두측두엽 치매의 증상을 가장 극적으로 보여주는 문학 속 인물을 꼽자면, 바로 셰익스피어의 비극《리어왕》의 주인공 리어왕입니다.《리어왕》은 노년의 왕이 세 딸에게 재산을 나누어주며 벌어지는 이야기입니다. 리어왕은 세 딸에게 사랑을 얼마나 증명할 수 있는지를 물으며 영지를 나눠주려 합니다. 말솜씨 좋은 두 딸은 아첨으로 아버지의 마음을 사지만, 진심은 있으나 표현이 서툰 막내딸은 오해받고 절연을 당합니다.

한편 재산을 얻은 두 언니는 아버지를 냉대하고, 리어왕은 점점 분노와 혼란에 빠져 정신적으로 무너져갑니다. 작품 속 리어왕은 쉽게 속고, 동시에 지나치게 사람을 의심하며, 쉽게 분노하고, 감정을 억제하지 못합니다.

무엇보다 자신의 판단이 왜곡되었음을 전혀 인식하지 못합니다.

전두측두엽 치매 환자에게서 나타나는 전형적 행동 양상과 상당히 유사하지요. 결국 그는 자신을 가장 사랑했던 막내딸이 죽은 뒤 절망에 빠져, 뒤따라 목숨을 잃는 비극적 결말을 맞습니다. 《리어왕》은 왕실의 권력 다툼 이야기이지만, 한편으로는 노화된 뇌와 감정의 붕괴가 빚어낸 비극일 수도 있습니다.

실제로 전두측두엽 치매는 환자 자신은 물론, 가족과 사회적 관계 전반에 큰 혼란과 고통을 안깁니다. 그러므로 기억력만이 아니라 감정과 충동 등 '성격'에 변화가 일어난다면 치매의 전조 증상일 수 있음을 의심하고 진단을 받아보는 것이 좋습니다.

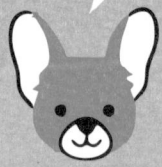

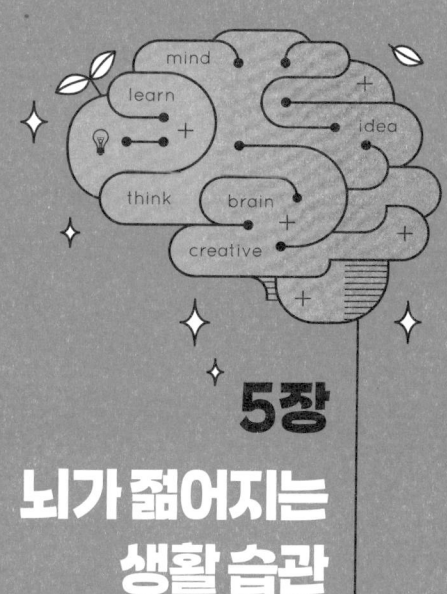

5장
뇌가 젊어지는 생활 습관

변화는 마음이 아닌
행동에서 시작된다

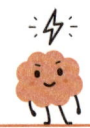

> 🐕 자네 요즘 스트레스 많이 받는다며. 매일 이렇게 시꺼먼 아메리카노만 마시니까 속이 꺼매지는 거여.
>
> 🐕 그래서 너는 뭘 마시는데?
>
> 🐕 나는 고구마라떼. 거기다 미숫가루 토핑 싹 뿌려봐.
>
> 🐕 그래서 자꾸 속 터지는 소리를 하는구먼.

현대 심리학에서는 인간의 마음을 바라보는 관점이 과거와 크게 달라졌습니다. 과거에는 마음을 '내면에서 자연스럽게 우러나는 것'으로 여겼다면, 오늘날에는 외부 환경과 행동에 의해 규정되는 것으로 이해합니다.

이런 관점의 변화에 발맞춰 정신치료의 접근 방식도 달라졌습니다. 예전에는 무의식 깊은 곳을 파고들어 과거의 원인을 분석하는 정신분석 요법이 중심이었다면, 이제는 행동을 바꾸면 마음도 바뀐다는 전제를 기반으로 한 행동요법이 더 큰 주목을 받고 있습니다.

쉽게 말해, '행동이 마음을 규정한다'는 것입니다. 그러니 마음을 젊게 유지하고 싶다면 일상의 작은 습관부터 바꿀 필요가 있습니다. 나의 말투, 표정, 옷차림, 하루 루틴 등에 의식적으로 개입해서 변화를 주어보세요. 몸이 먼저 변하면, 마음이 그에 따라 젊어질 수 있기 때문입니다.

이때 가장 중요한 것은 '일단 해보는 것'입니다. 생각에만 머물지 말고 일단 몸을 움직여보세요. 변화는 의외로 쉽게 시작됩니다. 아침에 일어나 창문을 활짝 열기, 길을 걷다가 자세를 바로 고쳐보기, 사람들에게 먼저 인사 건네기. 이런 작은 실천들이, 당신 안에 자연스럽게 긴장감과 리듬감을 불러일으킵니다.

'기획하는 뇌'가 전두엽을 깨운다

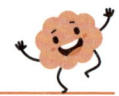

> 🐶 여보, 주말에 김장한다고 하지 않았어?
> 🐶 응, 당신 포함해서 '황 씨 집안 3형제'가 김치 담글 거야.
> 🐶 뭐? 당신은 빠지고?
> 🐶 그게 이번 프로젝트 콘셉트야.
> '엄마 없는 엄마표 김치'.

회사에서 직급이 높아지고, 자녀들도 어느 정도 큰 후에는 여유 시간이 늘어난 반면에 마음은 어딘가 허전하다는 분들이 많습니다. 이 시기에 젊은 뇌를 유지하기 위해 제가 강력히 추천하는 방법이 하나 있습니다. 이름하여 '모임 기획자 되어보기'입니다.

단순히 참석하는 게 아니라, 스스로 주최하고 간사 역할을 맡는 것이 중요합니다. 특히 학창 시절의 친구들을 대상으로 하는 동창회는 매우 좋은 출발점이 될 수 있습니다. 오랜만에 연락을 주고받고, 달라진 서로의 모습에 놀라고 웃으며, 일정 조율부터 장소 섭외, 교통편 예약, 메뉴 선정, 단체 메시지방 운영까지 모든 과정이 '예상 밖의 변수'들의 연속입니다. 어떤 친구는 연락처를 찾기 힘들어서 수소문을 해야 하고, 예약한 숙소가 갑자기 취소되거나, 예산이 초과되기도 합니다. 이렇게 크고 작은 변수들에 대처하며 의사결정을 내리면서 전두엽은 그 어느 때보다도 바쁘게 움직이지요.

동창회를 성공적으로 주최했다면, 가족 모임이나 친한 지인들과의 이벤트는 더 쉽게 기획할 수 있을 거예요. 세대 차이를 고려해서 3대가 함께하는 여행 코스를 짜볼까요? 친구의 특별한 날을 위한 서프라이즈 파티는요? 가까운 커뮤니티 센터를 빌려서 지인들과 영화 상영회를 여는 것도 색다른 경험이 될 것 같습니다.

전두엽은 새로운 문제를 인식하고 대응하는 과정에서 가장 활발히 작동합니다. '나만의 프로젝트'를 만들어서, 적극적으로 기획하고 관여하는 삶을 꾸려보시길 권합니다.

배가 나와도, 주름이 생겨도, 멋은 그대로

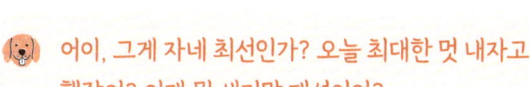

- 🐕 어이, 그게 자네 최선인가? 오늘 최대한 멋 내자고 했잖여? 이게 뭔 세기말 패션이여?
- 🐶 너야말로 그 트렌치코트… 느와르 영화 주인공 같다.
- 🐕 어쨌거나 우리 오늘 좀 느낌 있는 것 같은디?
- 🐶🐶 (소곤소곤) 오늘 무슨 코스프레 행사 있나 봐.

50대가 되면, 20~30대 때처럼 탄탄한 체격을 유지하기 어려워지면서 자연스레 멋내기에 대한 관심이 줄어듭니다. 남녀를 불문하고 공통적으로 나타나는 현상이죠.

'어차피 어울리지도 않을 텐데', '옷만 괜히 붕 뜰 거야.' 하는 생각에 세련된 옷차림을 꺼리게 되고, 결국 편한 옷만 반복해서 입게 됩니다. 스타일은 뒷전이고, 그냥 있는 옷 중에서 아무거나 골라 입는 일이 일상이 되는 거죠.

편안하게 뱃살을 감춰주는 트레이닝복으로 일주일을 보내는 엄마, 아들에게서 물려받은 점퍼를 애용하는 아빠. 하지만 그런 부모님들도 한때는 나름의 패션 철학이 있었습니다. '내일 데이트엔 어떤 옷을 입을까?' 두근거리며 거울 앞에서 옷을 바꿔 입던 시절이 분명히 있었을 겁니다.

'이제 멋 부릴 나이가 아니야.'

그런 생각이 들수록, 다시 멋을 내볼 시기입니다. 나한테 딱 맞춤한 옷은 어떤 것일지 찾아봅시다. 그리고 진짜 '나'를 위한 쇼핑을 해보는 겁니다. 이번만큼은 '이게 더 마음에 드는데, 그냥 싼 걸로 해야지.' 하는 생각은 반칙입니다. 자녀에게 좋은 옷을 사줄 때처럼, 자신에게도 똑같은 기준을 적용해주세요. 지갑이 허락하는 범위 내에서라면, 당신은 작은 사치를 즐길 자격이 충분합니다.

멋을 낸다는 것은 단순히 옷을 잘 입는 것이 아니라,

'나는 여전히 나를 소중히 여기고 있다'는 신호입니다. 작은 선택 하나가, 노화의 길목에서 다시 방향을 바꿔줄지도 모릅니다.

뇌 건강을 위한
최고의 투자처

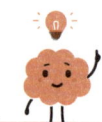

> 🐶 어머! 당신 애도 아니고 무슨 게임 현질을 이렇게 많이 했어?
>
> 🐕 언제는 사람들 관계에 투자 좀 하라며. 길드원들이랑 쌓인 정이 얼만데….
>
> 🐶 얼씨구!
>
> 🐕 내가 이 말은 안 하려고 했는데, 길드원 중에 처남도 있어.

저는 나이가 들수록 사람과의 교류에 투자하는 것을 아까워하지 말라고 늘 강조합니다. 시간을 내고, 돈을 쓰고, 마음을 쓰는 것 모두 마찬가입니다. 그 이유는 단순히 외로움을 달래기 위해서가 아닙니다. 사람과 대화하고 함께하는 시간이 뇌, 특히 전두엽을 강력하게 자극하기 때문입니다.

　누군가와 나누는 대화 속에는 놀라운 뇌 운동이 숨어 있습니다. 상대방의 말에 귀 기울이고, 적절한 반응을 찾고, 화제를 이어가기 위해 기억을 더듬거나 상대의 감정과 생각을 추측해보는 과정에서 전두엽은 쉴 틈 없이 활동합니다.

　뿐만이 아닙니다. 오랜 친구나 편한 지인과 마주 앉아 맛있는 음식을 즐기고 도란도란 이야기를 나눌 때 기분이 좋아지고 마음이 젊어지는 경험, 누구나 해보셨을 겁니다. 이런 순간에 우리 뇌는 쾌감 호르몬인 도파민을 활발히 분비하며 건강한 자극을 받습니다.

　만약 '노화 방지'나 '뇌 건강'을 위한 투자처를 고민하고 있다면 고가의 건강기능식품이나 혼자 하는 운동기구보다 '사람과의 시간'에 투자하는 것이 훨씬 더 효과적이고 지속적인 이득을 준다 하겠습니다. 점심 한 끼, 커피 한 잔, 짧은 수다라도 '뇌를 젊게 만드는 투자'라 생각하고 즐겨보세요.

꼭 근육을 키워야만 좋은 운동일까?

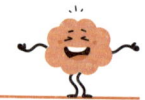

> 🐶 장모님은 연세도 있으신데 전완근이 쫙 갈라졌더라? 어떻게 된 거야?
>
> 🐶 아, 우리 엄마 뜨개질 매니아잖아. 그래서 그런가 봐.
>
> 🐶 나는 아무리 운동해도 그렇게 안 되던데. 나도 헬스 관두고 뜨개질을 해야 하나.

가능하다면 누구나 평생 젊고 활기차게 살고 싶어 합니다. 그래서 피트니스 센터에 다니거나, 조깅, 수영, 요가 등 운동에 꾸준히 힘쓰는 분들도 많죠. 신체 활동이 건강에 좋다는 건 분명한 사실입니다. 그런데 과연 근육을 단련하는 것만으로 뇌까지 젊게 유지될 수 있을까요?

실제로 과거에 유명한 운동선수였던 사람 중에서도 인지 기능이 급격히 저하되거나 치매를 앓게 된 사례가 적지 않습니다. 반대로 운동을 썩 좋아하지 않는다는 이유로 평생 운동과 거리를 두고 살아온 분들 중에도 80대, 90대까지 또렷한 정신으로 일상을 살아가는 분들을 주변에서 흔히 볼 수 있습니다.

물론 몸에 좋은 것이 뇌에도 좋습니다. 근육의 자극이 신경계를 통해 대뇌 변연계를 거쳐 신피질에까지 영향을 주는 구조는 맞습니다. 그러나 이것은 '근육을 단련했기 때문에 뇌도 강해진다'는 단순한 등식으로 볼 것이 아니라, '움직인다'는 행위 자체가 뇌를 자극한다는 사실에 주목해야 합니다.

그렇다면 꼭 운동일 필요는 없습니다. 쇼핑을 가거나, 친구들과 식사를 하러 외출하거나, 콘서트나 연극을 보러 다니는 것도 좋습니다. 좋아하는 동호회나 여행도 좋은 활동이지요. 이렇게 '내가 좋아서 움직이는 일'은 그 자체로 뇌를 짜릿하게 깨우는 자극이 됩니다.

그러니 '운동을 하나도 안 해서 건강이 나빠지는 건 아닐까.' 하며 스트레스 받지 말고, 일단 자발적으로 즐겁게 할 수 있는 활동을 찾아보세요. 그럴 때 생각보다도 더 열심히 몸을 쓰고, 머리도 쓰게 됩니다.

멈춤과 쉼이 있는 산책

- 여보, 동네 한바퀴 산책하는 거 아니었어? 왜 배낭을 멨어?
- 돗자리랑 보온병이랑, 길고양이 밥도 좀 챙기고….
- 아이고, 혹시 모르니까 침낭도 챙기지 그래.
- 그… 그럴까?

몸의 노화는 다리와 허리부터 시작됩니다. 그래서 평소에 하체 근육을 단련해두는 것이 매우 중요합니다. 이때 가장 기본이 되는 운동이 바로 '걷기'입니다. 걷기는 다리와 허리뿐 아니라 심폐 기능을 향상시키고, 땀을 흘리며 수분을 보충하는 과정에서 대사 기능이 활발해지는 전신 운동이지요.

이처럼 건강에 좋다는 이유로 한때 '걷기 운동'이 크게 유행하기도 했습니다. 하지만 저는 여기에 하나를 더 제안하고 싶습니다. 단순한 '걷기'가 아니라 '산책'입니다. 만보기나 스톱워치 없이, 그냥 느긋하게 걸으며 주변을 즐기는 산책은 우리 뇌에 더할 나위 없는 운동이 됩니다.

산책길에는 소소한 자극과 기쁨이 숨어 있습니다. 가로수나 공원에 피어 있는 꽃, 길가의 계절 변화, 새로 오픈한 빵집이나 카페, 작은 골목길에서 만나는 의외의 장면들. 이런 예상 밖의 풍경이 뇌를 즐겁게 합니다.

또한 산책은 '멈춤'과 '쉼'이 허용된다는 점에서도 운동을 목적으로 하는 걷기와 다릅니다. 마음에 드는 벤치에 앉아 하늘을 올려다보거나 조용한 찻집에 들르기도 하고, 서점에서 신간을 훑어볼 수도 있지요. 천천히, 느긋하게, 감각을 열고 걷는 산책을 해보세요. 자신과 주변 세계를 연결해주는 느슨하지만 풍부한 여행일 될 것입니다.

50대 이후, 고기 섭취를 정말 줄여야 할까?

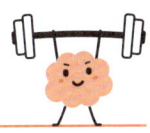

🐶 오늘 저녁 삼겹살인가 봐?

🐩 내가 우울해서 그래. 고기가 우울증에 좋대.

🐶 음… 고기 먹고 싶어서 우울해지는 건 아니고?

🐩 흐흐, 그게 그거지.

나이가 들면 세로토닌을 비롯한 신경전달물질의 분비가 감소해서 우울증을 야기할 수 있으며, 뇌의 노화도 앞당긴다고 앞서 말씀드렸습니다. 그런데 세로토닌의 감소를 억제하고 뇌의 노화를 막는 아주 쉬운 방법이 있습니다.

바로 고기를 먹는 것입니다. 세로토닌은 트립토판이라는 아미노산에서 생성되는데, 이 트립토판은 주로 육류에 풍부하게 포함되어 있습니다. 채소 위주의 식단이나 생선 메뉴만으로는 트립토판을 충분히 섭취하기 어렵기 때문에, 적절한 육류 섭취가 세로토닌 분비에 매우 중요합니다.

'오래 살고 싶으면 고기를 줄이고 소식해야 한다'는 말을 많이 들어보셨을 텐데, 이 말은 조건부 진실입니다. 예를 들어, 장수 국가로 잘 알려진 일본의 과거를 보면 1945년까지만 해도 일본인의 평균 수명은 50세도 되지 않았습니다. 1947년에 비로소 50세를 넘겼고, 이후 평균 수명이 급속히 증가했죠. 그 배경 중 하나로 '육류 소비의 증가'가 자주 언급됩니다. 전쟁 후 서구식 식생활이 도입되면서, 고기를 자주 먹게 된 것이 건강과 수명에 긍정적인 영향을 주었다는 분석입니다.

다시 말해 '건강해지고 싶으면 고기를 적게 먹으라'는 말은 고기 섭취량이 과도한 미국이나 유럽에는 적용될 수 있어도, 육류 섭취량이 상대적으로 적은 동아시아 국가들에는 그대로 적용하기 어렵습니다.

그러니 50대 이후 무조건 소식이나 채식 위주 식단을

고집할 필요는 없습니다. 뇌의 건강을 위해서라도 영양을 고루 갖춘 식사를 하고, 즐겁고 맛있게 먹는 것이 무엇보다 중요합니다.

콜레스테롤은 건강의 적?
어디까지 괜찮을까?

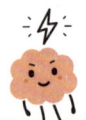

> 🐕 자네는 다람쥐도 아니고, 무슨 호두를 그리고 씹는겨?
>
> 🐶 견과류 먹어야 해. 콜레스테롤 수치가 좀 높다고 해서.
>
> 🐕 어디, 나도 좀 줘봐.
>
> 🐶 아잇, 건포도만 골라 가지 마. 일부러 아껴둔 거라고.

비만, 고혈당, 고혈압, 고지혈증 등의 여러 질환이 한꺼번에 나타나는 상태를 대사증후군이라고 합니다. 내장 지방이 축적되면 대사증후군이 악화되고 동맥경화로 이어질 수 있어 건강에 적신호를 줍니다. 이런 이유로 많은 사람들이 콜레스테롤을 '건강의 적'으로 지목하고, 육류나

기름진 음식처럼 '나쁜 콜레스테롤'이 많다고 알려진 식품을 최대한 피하고자 하지요.

하지만 그렇게 미움 받는 콜레스테롤도 사실은 우리 몸에 꼭 필요하며, 생각보다 중요한 역할을 하고 있습니다. 콜레스테롤은 모든 세포막을 구성하는 주요 성분입니다. 콜레스테롤이 부족하면 세포의 재생 능력이 떨어지고, 이는 곧 노화가 가속화되는 원인이 됩니다. 또한 콜레스테롤은 여성호르몬인 에스트로겐의 재료가 되는데요(참고로 에스트로겐은 남성에게도 존재합니다), 이 호르몬은 뼈 건강을 지키고 알츠하이머 예방에도 도움을 주는 것으로 알려져 있습니다.

물론 콜레스테롤 수치가 지나치게 높을 경우 대사증후군으로 이어지고, 동맥경화의 위험이 커질 수 있는 만큼, 과음과 폭식은 반드시 피해야 합니다. 그러나 무조건 콜레스테롤을 '악당'으로 보고 엄격히 제한하는 것이 정답은 아닙니다.

뇌는 '맛있는 것'을 좋아합니다. 적절한 범위 안에서 즐기는 맛있는 식사, 좋은 사람들과 가끔씩 가볍게 즐기는 술 한잔은 뇌를 기쁘게 하고 삶의 활력을 줍니다. 억지로 참으며 스트레스를 쌓기보다는, 기분 좋게 먹고 기분 좋게 움직이는 것이 건강한 삶의 방식일 수 있습니다.

중년의 다이어트는 '덜 먹기'보다 '잘 먹기'

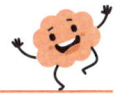

🐶 여보, 배 좀 나왔다고 너무 스트레스 받지 마.
우리 나이에 벨트 구멍 하나 늘어나는 건 정상이야.

🐶 하나가 아니니까 그렇지.

🐶 그럼 두 개?

🐶 더 이상 묻지 마. 다쳐.

"벨트 구멍이 하나 늘어나면 수명이 10년 줄어든다."

혹시 이런 말을 들어보셨나요? 듣는 순간 뜨끔한 분도 계실 텐데요, 사실 이 말은 과장된 속설일 뿐 과학적인 근거는 없습니다. 만약 젊을 때의 허리둘레를 평생 유지해야만 오래 살 수 있다면, 전 세계의 평균 수명은 지금보다 수십 년은 줄어들 것입니다.

그렇다면 왜 중년이 되면 살이 찌기 쉬울까요? 중요한

원인 중 하나는 호르몬 변화입니다. 특히 남성의 경우, 테스토스테론이라는 남성호르몬이 중년 이후 급격히 줄어듭니다. 이 호르몬은 근육량을 유지하고 내장 지방 축적을 억제하는 역할을 하는데, 그 수치가 낮아지면 자연스럽게 복부 지방이 늘게 됩니다. 여성도 마찬가지로, 폐경을 전후로 여성호르몬이 감소하면서 체지방 분포가 변화하고 대사율도 떨어지게 됩니다. 그러니 체중이 늘었다고 무조건 '관리 부족'으로 여길 수는 없지요.

그렇다면 중년의 다이어트는 어떻게 하는 것이 현명할까요? 단순히 먹는 양을 줄이는 다이어트는 실패의 지름길입니다. 음식 섭취량을 지나치게 줄이면 몸은 에너지 절약 모드로 들어가 기초대사량이 감소합니다. 그 결과 조금만 먹어도 살이 잘 찌는 체질로 변할 수 있습니다. 동시에 비타민, 미네랄, 단백질 등 필수 영양소 섭취가 부족해져 세포 노화까지 촉진될 수 있습니다. 몸무게는 줄었는데 오히려 피로감이 늘고 면역력이 약해졌다면, 잘못된 다이어트일 가능성이 높습니다.

중장년의 다이어트는 '소식(小食)'이 아니라 '다식(多食)'이 기본입니다. 적은 양이라도 다양한 음식을 고르게 섭취해야 합니다. 점심을 간단한 국수 한 그릇으로 때우기보다는, 채소와 단백질이 포함된 균형 잡힌 메뉴를 선택하세요.

먹는 순서에도 신경을 써야 합니다. 식사할 때는 채소→단백질→탄수화물 순으로 드시는 것이 좋습니다. 식이섬유가 풍부한 채소류부터 먼저 먹고, 그다음에 단백질을 섭취하여 포만감을 높입니다. 마지막으로 탄수화물을 천천히 섭취하면, 혈당이 급격히 오르는 것을 방지할 수 있습니다. 이 순서만 잘 지켜도 인슐린 분비가 조절되어 지방 축적을 억제할 수 있습니다.

또한 천천히 꼭꼭 씹기, 생각보다 중요합니다. 빨리 먹으면 살이 더 찐다는 말은 과학적 근거가 있습니다. 음식을 너무 빨리 먹으면, 뇌가 '배부르다'는 신호를 보내기도 전에 이미 과식을 하게 됩니다. 그러니 한 입 한 입 천천히, 충분히 씹는 습관만으로도 자연스럽게 먹는 양을 줄일 수 있습니다.

    중년의 다이어트는 단순한 체중 감량이 아니라, 몸과 뇌 모두를 건강하게 유지하는 식사 전략입니다. 몸에 스트레스를 주지 않으면서도 건강을 지킬 수 있는 식사의 지혜, 오늘부터 실천해보세요.

마음이 헛헛해서 찾는 '혼술' 우울증을 불러온다

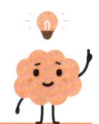

- 🐶 (오른손으로 잔을 건네며) 자~ 받으시지요
  (왼손으로 받으며) 아이코, 감사합니다.
- 🐱 **아빠가 좀 이상한데? 새로운 술버릇이야?**
- 🐩 냅둬. '혼술'이 건강에 안 좋다고 저러잖니.

하루 일을 마친 저녁, 마음 맞는 동료들과 둘러앉아 한잔. 오랜만에 학창 시절 친구들과 또 한잔.

좋은 사람들과 함께하는 술자리는 빠지고 싶지 않지요. 유쾌한 이야기가 오가고, 분위기가 무르익는 그 시간은 다른 무엇으로 대체할 수 없는 소소한 행복감을 주니까요.

하지만 아무리 즐거워도 과음은 반드시 경계해야 합니다. 그저 간 건강이나 체중만의 문제가 아닙니다. 술은 '뇌'에 영향을 미치기 때문입니다. 특히 우리 감정을 담당하는 세로토닌 분비를 방해하죠. 1장에서 설명했듯, 나이가 들면서 세로토닌은 자연스럽게 줄어듭니다. 그런데 여기에 잦은 음주까지 곁들이면 세로토닌이 감소하는 속도에 불이 붙습니다.

그 결과는 어떨까요? 기분이 가라앉고, 의욕이 떨어지며, 우울감이나 불안감이 커집니다. 실제로 중장년층 우울증의 중요한 원인 중 하나로 과도한 음주가 지목되기도 합니다.

'적당한 음주'란, 이따금씩 사람들과 기분 좋게, 가볍게, 즐기는 한두 잔입니다. 고기나 치즈처럼 트립토판이 풍부한 안주와 함께한다면 더 좋겠지요. 세로토닌이 감소하는 것을 예방하는 역할을 하니까요.

그런 점에서 가장 경계해야 할 것이 있으니, 바로 혼자 마시는 술, '혼술'입니다. 혼자 마시는 술은 뇌 건강에 특히 부정적인 영향을 미치는데요. 소통과 공감이 빠진 상태에서 마시는 술이다 보니, 감정을 해소하는 통로가 아니라 오히려 더 깊고 어두운 감정의 골로 빠져들기 쉽습니다. 게다가 쉬지 않고 빠른 속도로 잔을 비우게 되어 주량을 훌쩍 넘기는 경우도 흔하지요. 자칫 습관으로 이어지면 기억력 저하, 수면 장애, 감정 조절의 어려움 등 다양한 문제로 치닫게 됩니다.

결국 술은 '누구와', '어떤 분위기에서', '얼마나' 마시느냐에 따라 약이 될 수도, 독이 될 수도 있습니다. 혼술이 '위로'의 가면을 쓰고 유혹할 때면, 나를 고립시키고 뇌를 가두는 덫이 될 수 있음을 기억하세요.

'체력이 딸려서'라는 착각

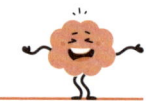

> 🐶 여보, 엘리베이터 고장 났대. 우리는 20층이라 큰일이네.
>
> 🐩 어머, 수리 끝날 때까지 집에서 꼼짝 못하겠다.
>
> 🐶 어? 택배기사가 1층에 물건 두고 간다고 문자 왔는데?
>
> 🐩 (벌떡) 금방 내려갔다 올게!

계단을 오르기만 해도 숨이 차고 무릎이 시큰거리면 누구나 이런 생각이 들지요.

'무리하면 심장에 무리가 갈지 몰라.'

'너무 움직이다가는 관절을 혹사하게 될 거야.'

이런 지레짐작과 합리화는 어느새 습관이 되어 몸을

움직이지 않는 쪽으로 사람을 이끕니다. 되도록 엘리베이터를 타고, 차를 타고, 앉아서 쉬는 시간을 늘리며 우리는 몸을 점점 덜 사용하는 쪽으로 길들입니다.

하지만 인간의 몸은 '혹사'보다 '방치'에 더 빨리 약해집니다. 물론 운동선수처럼 특정 근육을 과도하게 반복 사용하면 일시적인 근육 피로나 부상이 생길 수 있습니다. 하지만 일상적인 신체 활동으로 몸을 '너무 많이 써서' 노화되는 일은 없지요.

사실은 그 반대입니다. 인간의 몸은 사용할수록 유지되고, 쓰지 않으면 퇴화합니다. 관절이든, 심장이든, 폐든, 뇌든 마찬가지입니다. '나는 이제 못 해'라는 착각이 몸을 진짜로 멈추게 만드는 셈이죠.

가장 무서운 것은 체력보다 마음이 먼저 늙는 것입니다. "나이도 있는데 이제 못 뛰지", "그런 건 젊을 때나 하는 거지." 이런 말은 우리 몸이 스스로 움직일 수 있는 기회를 빼앗고, 뇌에 일시정지 명령을 내리는 것과 같습니다.

체력은 '나이'보다 '습관'에 달려 있습니다. 젊을 때부터 엘리베이터 대신 계단을 오르고, 가까운 거리는 걸어 다니는 것이 습관이 된 사람은 노년에도 무리 없이 잘 걷고 활동할 가능성이 큽니다. 이는 단순한 체력 차이라기보다 평소 몸을 어떻게 써 왔느냐의 차이입니다.

우리 몸은 아껴 쓸 때가 아니라 꾸준히 쓸 때 기능을 오래 유지합니다. 조금 숨이 차더라도 계단을 오르고, 동네 한 바퀴를 더 걷고, 가벼운 짐을 옮겨보세요. 그런 작은 움직임이 노화를 늦추고 삶의 질을 지켜줍니다.

노안 안경을 망설이자 말자

- 🐕 자네는 긴팔원숭이여? 팔이 어디까지 늘어나는 거여?
- 🐶 약 설명서 글씨가 좀 작아야 말이지. 당췌 읽을 수가 없네.
- 🐕 대~충 먹어, 그럼.
- 🐶 대충 먹을 게 따로 있지, 이 사람아!

"요즘 노인은 옛날보다 젊다."

많은 분들이 이렇게 느끼실 겁니다. 평균 수명이 늘어나고, 건강과 외모에 대한 관심도 높아지면서 실제로 70대, 80대가 되어도 활기차고 세련된 분들이 많아졌습니다. 장기나 근육, 운동 능력이 저하되는 속도도 예전보다

확연히 늦춰지고 있죠.

하지만 감각기관, 특히 눈과 귀는 다릅니다. 나이에 따라 가장 정직하게 변화가 나타나는 곳이기 때문입니다. 그중에서도 눈의 노화, 즉 노안은 생각보다 빠르게 찾아옵니다. 컴퓨터, 스마트폰, 텔레비전 등 시각에 의존하는 매체가 급증한 환경 탓에 40대 초반에 노안 증상이 시작되는 것도 드문 일이 아닙니다.

문제는 시력에 자신이 있었던 분일수록, 돋보기 안경이나 다초점 안경 같은 노안 안경을 쓰는 데 저항감을 느낀다는 점입니다. '내가 벌써?'라는 생각에, 시력 저하 자체보다도 노화의 현실을 인정하는 것이 두렵고 꺼려지는 것이죠.

하지만 생각해보세요. 메뉴판을 읽을 때마다 글자가 잘 안 보여 눈살을 찌푸리거나, 팔을 쭉 뻗어 스마트폰을 멀찍이 들고 있는 모습이야말로 더 노인처럼 보이지 않을까요? 시력이 불편해지면 독서나 글 읽는 시간 자체가 줄어들게 되고, 이것은 곧 뇌 활동 감소와도 연결됩니다.

결국 단순한 시력 문제가 기억력 저하, 인지 기능 감퇴와 같은 2차적인 노화로 이어질 수 있다는 것이죠.

눈이 예전 같지 않다고 느껴진다면, 너무 오래 미루지 말고 전문가와 상의해 노안용 안경을 맞추는 것이 좋습니다. 변화는 자연스러운 것이고, 이를 잘 관리하는 것이야말로 진짜 젊음의 비결입니다.

웃음과 면역력의 상관관계

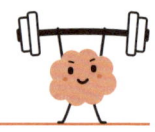

> 🐶 너, 자연살해 세포라고 들어봤어? 웃으면 그게 활성화된다더라.
>
> 🐶 나는 왕년에 다들 '살인 미소'라고 혔지. 자네는 뭘 어쨌길래 세포가 그 지경이여?
>
> 🐶 하아… 설명할 의욕이 싹 사라진다.

"웃으면 복이 온다."

이 말은 그저 오래된 격언이 아니라 과학적으로도 근거 있는 사실이라는 걸 아시나요?

한 의사의 흥미로운 실험 결과가 이를 뒷받침해 줍니다. 사람들에게 코미디 영화를 보여주었더니 면역세포인 '자연살해Natural Killer Cell 세포'의 활동이 증가한 것으로 나타난 겁니다. 이 자연살해 세포는 우리 몸을 각종 바이러스와 암세포로부터 지켜주는 중요한 역할을 하는 면역세포입니다. 다시 말해 웃음은 면역력을 높이는 강력한 무기가 될 수 있다는 의미이지요.

면역 기능이 강화되면 질병에 걸릴 확률이 낮아지고, 병에 걸리더라도 회복 속도가 빨라집니다. 우리 몸의 면역계가 원활히 작동하지 못할 때는 어떨까요? 당연히 다양한 질병에 걸리겠지요.

병을 앓게 되면 우리 몸의 여러 기능이 동시에 약해지기 마련이고, 뇌 역시 예외는 아닙니다. 병을 앓은 후에 "한꺼번에 늙은 것 같다"는 이야기를 하는 것도 이런 생리적 변화 때문입니다.

결국 안티에이징의 핵심은 '병에 걸리지 않는 것'입니다. 너무 당연해서 종종 간과하기 쉬운 이 원칙이야말로 가장 확실한 전략입니다. 그리고 그 첫걸음이 바로 '웃음'입니다.

좋아하는 프로그램, 재미있는 영화처럼 뇌를 간질이는

자극을 일상에 자주 끌어들이는 것도 좋은 방법이지요. 하지만 무엇보다도 가장 효과적인 방법은 가족이나 친구들과 함께 웃음을 나누는 시간을 갖는 것입니다. '오늘 하루 기분 좋게 웃은 적이 있는가'를 떠올려보세요.

건강검진의 이상 수치, 너무 겁내지 마세요

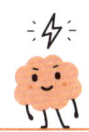

- 🐶 건강검진 결과가 어떻게 이렇지?
- 🐩 콜레스테롤 수치 때문에? 그 정도면 평균 수준이지, 뭐.
- 🐶 그게 아니라… 당신이 나보다 낮다는 사실이 너무 충격적이야.

건강검진은 하기 싫은 숙제 같습니다. 검사 전날의 번거로운 절차도 그렇지만, 혹시라도 안 좋은 결과가 나올까 봐 마음이 무겁지요. 검진 결과, 걱정이 현실로 다가오는 경우도 많습니다. 혈압이 높게 나온 분들은 아침저녁으로 혈압을 재기 시작하고, 콜레스테롤 수치가 기준치를 넘었다는 말에 곧바로 극단적인 식단 조절에 들어가기도 하지요.

하지만 이런 과잉 반응은 오히려 노화를 앞당기는 지름길일 수 있습니다. 최소한 우리의 뇌가 좋아할 만한 행동은 아닙니다.

많은 분들이 오해하는 것이 있는데, 건강검진에서 말하는 '이상치'는 반드시 질병을 의미하는 것이 아닙니다. '정상치'와 '이상치'는 통계적 개념이라는 것이죠. 다시 말해, 특정 검사 수치가 '정상'이냐 '이상'이냐는 것은 여러 사람들을 대상으로 한 평균값과 편차를 기준으로 정해진 것입니다. 즉, '정상'은 건강하다는 의미라기보다는, '이 수치에 해당하는 사람이 가장 많다'는 통계적 결과를 말합니다. 그 수치에서 조금 벗어났다고 해서 반드시 병이라는 뜻은 아니라는 거지요.

이러한 기준은 나이나 생활 환경에 따라 달라질 수밖에 없습니다. 나이가 들수록 검진 결과에서 '이상치'가 하나쯤 나오는 것은 자연스러운 일입니다. 중요한 것은 그것이 실제로 병적인 상태인지, 증상이 동반되는지 여부입니다. 물론 경우에 따라서는 추가 검사가 필요하거나,

생활 습관을 교정해야 할 때도 있지요. 질병의 싹을 운 좋게 발견했다면 치료를 해야 하고요.

  하지만 숫자 하나하나에 매번 민감하게 반응하며 조바심을 낼 필요는 없습니다. 여기에 과도하게 집착하다 보면 스트레스 호르몬이 상승하고, 오히려 몸에 해로운 생활 습관을 만들 수도 있으며, 때로는 진짜 중요한 신호를 놓칠 수도 있습니다. 중요한 것은 일상의 균형을 유지하고, 전반적인 몸의 흐름을 잘 파악하는 일입니다. 숫자보다 내 몸에 귀 기울이는 것이 진짜 건강 관리입니다.

건강 품평회는
이제 그만

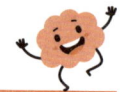

> 🐕 김 과장은 그렇게 술 좋아하더니 장누수증후군이라잖아. 매운 음식도 좀 좋아해야지.
>
> 🐕 내가 봤을 땐, 자네는 의사를 했어야 혀.
>
> 🐕 에헤이, 하긴 내가 학생 때 공부는 좀 했지.
>
> 🐕 아픈 얘기를 너무 해싸. 환자를 하루에 100명은 만나야~ 성에 찰 인간이여.

나이가 들수록 삶은 점점 단조로워집니다. 연애에 설레고, 새로운 일에 도전하며, 가정을 꾸리고, 경력을 쌓던 젊은 시절은 지나갔습니다. 크고 작은 이벤트가 끊임없이 찾아오던 그때와는 달리, 이제는 익숙한 인간관계 속에서 대화할 거리도 빈약해집니다.

그래서일까요? 사람들을 만나면 가장 먼저, 그리고 가장 오래 이야기하는 주제가 바로 '건강'입니다.

"무릎에 좋다는 영양제 먹어봤어?"

"이 마사지기가 어깨 결림에 기가 막히대."

어느 모임에서든 건강 정보가 마치 유행처럼 오갑니다. 시간은 잘도 가고, 서로 진심 어린 조언을 주고받는 느낌도 나지요.

그런가 하면, 반대편도 있습니다.

"나는 요즘 손목이 시큰거려", "허리가 끊어질 것 같아." 하며 마치 '통증 품평회'라도 하듯, 여기저기 아픈 곳을 이야기하는 거죠. 아픈 데가 많다는 걸 은근히 자랑처럼 말하기도 합니다.

이 두 유형, 건강에 집착하는 사람과 병을 늘어놓는 사람은 언뜻 정반대 같아 보이지만, 사실은 매우 닮은 구석이 있습니다. 둘 다 결국 관심의 방향이 '자기 몸' 안으로만 좁혀져 있다는 점입니다. 새로운 취미, 다른 사람의 삶, 사회의 변화 같은 외부 자극에는 시선이 잘 가지 않지요.

이렇게 되면 뇌의 전두엽을 사용할 기회는 점점 줄어듭니다.

물론 건강은 중요합니다. 그러나 그것이 삶의 중심 주제가 되는 순간, 마음과 뇌는 점점 움츠러듭니다. 건강은 삶을 위한 것이지, 삶이 건강을 위한 것은 아니니까요.

그러니 오랜만에 친구들과 만난 자리에서 "누가 어디 아프다더라", "그 병원 진료비가 얼마래?" 같은 이야기로 마치 병원 대기실 같은 분위기를 연출하는 것은 이제 그만둡시다. 되도록 나의 바깥세상을 주제로 삼아봅시다. 건강은 '건강 외의 것들'에 관심을 가질 때 오히려 쉽게 떠나가지 않습니다.

잘하는 것보다
즐길 줄 아는 것이 멋진 나이

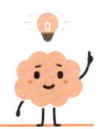

- 🐶 사진 그렇게 찍으면 역광 아니야?
- 🐶 아냐, 아냐. 당신 지금 딱 좋아.
- 🐶 어디 봐… 어머, 완전 인생 사진인데? 사진에 소질 있네!
- 🐶 소질이 별건가~ 그리고 당신은 원래 얼굴이 살짝 어둡게 나와야 예뻐.
- 🐶 ….

'예를 다하려면 먼저 형식부터 배워야 한다'는 말이 있습니다. 이 말의 본래 의미는, 기본기부터 탄탄히 다져야 진짜 자기다움과 독창성을 표현할 수 있다는 것이지요.

그런데 중장년이 되면 이 '형식'이라는 말에 유독 민감해집니다.

"어설프게 할 바에는 안 하고 말지."

"이왕 배우려면 정석대로 해야지."

그래서 새로운 취미를 시작할 때도 기초반부터 시작하는 전문 학원을 찾는 경우가 많습니다. 그림을 배우려면 '기초 드로잉 → 색채 → 구도' 순서로 차근차근 배워야 한다고 생각하고, 사진을 배우려면 셔터스피드와 ISO부터 정확히 알아야 한다고 생각하죠.

어린 시절에는 유용한 태도일지 몰라도 뇌, 특히 전두엽을 활발히 자극해야 하는 50대 이후로는 조금 달리 받아들이는 것이 좋습니다. 사실 중년에 취미나 새로운 활동을 시작할 때는 잘하는 것보다 즐기는 것에 더 큰 의미가 있으니까요. 형식과 절차에 얽매이다 보면 뇌는 '익숙한 반복'에 안주해 자극을 받지 못하고, 도전의 재미도 떨어집니다.

이제는 아마추어로서 성실하게 기량을 갈고 닦는 것보다 '마음만큼은 프로'라는 자세가 바람직합니다. 아마추

어는 결점을 고치려 하는 반면, 프로는 장점에 집중해 그것을 빛나게 하는 사람들이지요.

어떤 작품이 우리 마음을 움직이는지를 생각해보면 답이 나옵니다. 아무리 기술적으로 완벽해도 '내가 하고 싶은 게 뭔지'에 대한 명확한 감각이 없다면, 그 작업물에는 사람을 끌어당기는 힘, 즉 아우라가 생기기 어렵습니다. 반대로 다소 미숙하더라도 자신만의 감각과 즐거움이 담긴 표현은 보는 이에게 진한 감동을 주곤 하지요.

잘하려고 애쓰기보다는 그저 내가 무엇을 좋아하고, 그것을 어떻게 즐기고 싶은가에 집중해보세요. 그 과정 자체가 우리의 전두엽을 깨우고, 삶을 더 젊고 활기차게 만들어줍니다.

· 뇌 지킴이 칼럼 ·

완벽하게 찍은 '재미없는' 사진

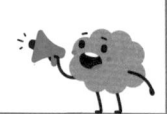

앞서 말씀드렸듯, 중장년 이후의 취미는 형식에 얽매이지 않고 자신만의 방법으로 즐기는 것이 중요합니다. 정답을 따르기보다 자신만의 색깔을 찾는 것이죠. 실제로 그렇게 할 수 있을지는 오롯이 나의 마음에 달려 있습니다.

악기를 연주하든, 사진을 찍든 '원래 이렇게 해야 한다'는 고정관념은 버리는 것이 좋습니다. 물론 기본적인 사용법은 익혀야겠지요. 악기라면 제대로 된 소리를 내는 법, 사진이라면 카메라 조작법 같은 기본기는 필수입니다. 하지만 그 기본만 익히고 나면 어떤 곡을 연주할지, 어떤 피사체를 어떤 각도로 찍을지는 전적으로 자신의 감각과 취향에 따르면 됩니다.

그런데 실제 현장에서는 남들의 자유에 자꾸 제약을 거는 분들이 있습니다. 특히 중년 남성들이 기술적인 완성도에 너무 집착한 나머지 이런 경향을 보이곤 합니다. 사진 교실의 한 강사 분께 들은 이야기인데요, 수업마다 '참견병'이 있는 중년 남성 수강생이 꼭 한 명씩 있다는 겁니다.

예를 들어, 다른 수강생의 사진을 보고는 "이건 노출이 너무 오버됐네", "셔터 속도가 느려서 흔들렸어", "조리개를 더 열어서 배경을 날리는 게 낫지." 하며 한마디씩 보탠다는 거죠. 이런 분들은 찍은 사람의 의도나 맥락은 묻지 않고 기술적인 지적을 먼저 합니다.

흥미롭게도 젊은 여성 수강생들은 이와 반대인 경우가 많다고 합니다. "꽃의 색감을 화사하게 담고 싶어요." 같은 식으로 자신이 표현하고 싶은 이미지나 감성을 중시하는 경우가 많습니다.

노출값이나 구도처럼 기술적인 세부사항에 집중하면 확실히 실력이 늘긴 합니다. 하지만 그렇게 찍은 사진 중에 '재밌다'고 느껴지는 작품은 거의 없다고 합니다.

사진만의 이야기가 아닙니다. 사교댄스 교실에서도 엇

비슷한 일이 벌어집니다. 댄스는 일정한 형식이 있긴 하지만, 예를 들어 탱고처럼 비교적 자유로운 장르의 경우, 형식보다도 상대방과 함께 리듬을 타며 감정을 교류하는 태도가 매우 중요합니다. 어느 댄스 강사는 이렇게 말합니다.

"탱고는 기본 스텝보다, 남성이 어떻게든 여성의 움직임을 리드하려는 대담한 태도 하나만으로도 충분히 멋져 보일 수 있어요."

즉, 기술적으로 완벽해지는 것보다, 표현력과 자신감이 중요하다는 뜻이겠죠. 사실 기술에 집착하게 되는 것도 전두엽이 점차 노화되면서 새로운 감각을 받아들이는 능력이 줄어드는 신호일 수 있습니다. 그러니 형식과 기술은 잠시 내려놓고 '얼마나 잘하느냐'보다는 '얼마나 자유롭게 즐기느냐'를 목표로 삼아보시길 바랍니다. 취미는 누군가와 경쟁하기 위한 것이 아니라 나를 표현하는 수단이기 때문입니다.

자유롭게, 그리고 나답게.

50대 이후의 삶에서 진짜 필요한 태도는 바로 이것 아닐까요?

옮긴이 이현주

서울외대 통번역대학원 한일과를 졸업. 현재는 동시통역 및 법정 통역, 번역을 비롯해 다양한 분야에서 활동하고 있다. 옮긴 책으로 《네가 있던 나날, 그 후》, 《꽃다발은 독》이 있다.

50부터 뇌가 젊어지는 습관

초판 1쇄 발행 2025년 7월 28일

지은이 와다 히데키
펴낸이 정덕식, 김재현
펴낸곳 (주)센시오

출판등록 2009년 10월 14일 제300-2009-126호
주소 서울특별시 마포구 성암로 189, 1707-2호
전화 02-734-0981
팩스 02-333-0081
메일 sensio@sensiobook.com

책임 편집 임성은
디자인 Design IF
경영지원 임효순

ISBN 979-11-6657-201-2 02190

이 책은 저작권법에 따라 보호받는 저작물이므로 무단 전재와 복제를 금지하며,
이 책 내용의 전부 또는 일부를 이용하려면 반드시 저작권자와 (주)센시오의 서면동의를 받아야 합니다.

잘못된 책은 구입하신 곳에서 바꾸어드립니다.

소중한 원고를 기다립니다. sensio@sensiobook.com